하루 1분이면
시작하는
저속노화
건강 습관

# 하루 1분이면 시작하는

## 시작하는

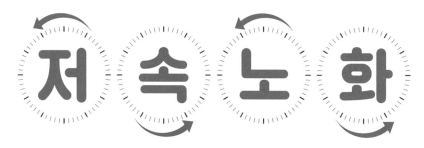

저 속 노 화

## 건강 습관

밸류어블라이프 지음

위즈덤하우스

## PART 1. 일상에서 할 수 있는 저속노화 습관

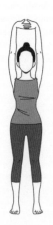

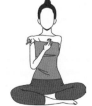

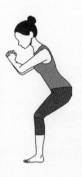

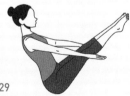

# PART 3. | 통증을 빠르게 없애주는 부위별 운동법

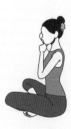

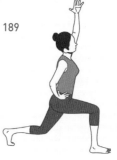

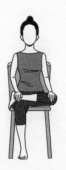

PART 4. | **오늘의 습관이 나이를 이긴다**

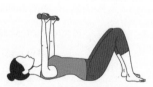

# 건강에 디테일을 챙긴다면
# 느리게 나이 들 수 있습니다

노화는 우리 인생에서 피할 수 없는 문제입니다. 30세를 기점으로 우리 몸의 노화 속도는 빨라집니다. 게다가 나이가 들면서 코어의 부족으로 몸이 앞으로 기울게 되죠. 목이 앞으로 나오고 등이 굽으며 골반은 틀어지고 무릎과 발이 망가집니다. 이 모든 것이 순서를 지키지 않고 한 번에 나타날 수도 있죠.

몸의 불균형이 생기기 시작하면 기존의 신경 회로에 문제가 발생하고 이는 건망증, 문제 해결 능력 저하, 소화 장애와도 관련이 있습니다. 즉, 몸의 변화는 노화의 속도를 높일 뿐 아니라 몸의 외부, 내부의 통증을 유발한다는 의미입니다.

노화를 피할 수는 없지만 확실히 늦출 수는 있습니다. 노화는 나이보다 환경에 더 많은 영향을 받기 때문입니다. 이것이 저속노화의 개

넘입니다. 그럼 젊은 분들은 저속노화에 무관심해도 될까요? 그렇지 않습니다. 최근 스마트폰의 보급화로 신체 움직임이 줄어들면서 젊은 사람들도 근골격계 통증을 호소하는데요. 이런 생활습관을 지속한다면 노화 속도는 점점 더 빨라지겠죠?

미국 하버드 의대 연구 결과에 따르면 노년기에 접어들면 학습 패턴이 바뀌고 학습 속도가 느려질 수는 있지만, 학습 능력은 남아 있다고 합니다. 실제로 나이가 들면 뇌 신경세포의 가지가 커지고 뇌 영역 간의 연결이 강해진다고 하죠. 이는 다양한 정보를 더 쉽게 감지하고, 이해하는 능력은 여전히 건재하다는 뜻입니다. 젊다고 해서 노화가 아주 먼 이야기가 아니듯 나이가 들었다고 아주 가까운 이야기도 아닌 셈이죠. 젊었을 때부터 저속노화 습관을 잘 들인다면 당연히 노화 속도를 더 늦출 수 있겠죠?

어떻게 행동하느냐에 따라 노화 속도를 조절할 수 있습니다. 구체적인 운동과 습관으로 나의 건강에 디테일을 챙긴다면 어제보다 느리고 건강하게 나이 들 수 있습니다.

이 책은 약사, 필라테스 강사, 요가 강사, 물리치료사, 재활치료사가 함께 썼습니다. 책에서 말하는 최상의 몸 상태를 만들어주는 운동법을 따라 하다 보면 병원에 가지 않고도 몸의 통증이 줄어듭니다. 저자들의 경험과 사례, 운동 원리, 의학적 지식을 모두 담아 믿을 수 있습니다. 게다가 간단합니다. 하루 1분, 한 꼭지씩 읽으며 내 몸을 생각하는 것만으로도 통증과 노화에서 벗어나 몸이 달라지기 시작합니다.

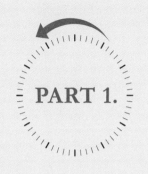

# PART 1.

# 일상에서
# 할 수 있는
# 저속노화 습관

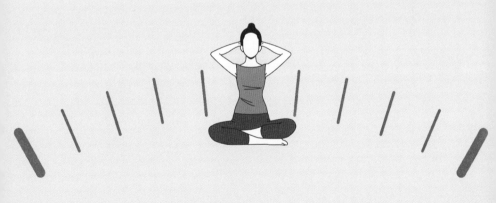

# 전신 순환 스트레칭

다이어트를 시작하려고 마음을 먹으면 어떤 운동부터 해야 할지 막막하기만 하죠. 건강한 다이어트는 장기전입니다. 처음부터 신체에 부담이 되는 과한 운동으로 몸에 무리를 주기보다는 다이어트와 순환에 도움을 주는 동작으로 서서히 몸을 만들어야 합니다.

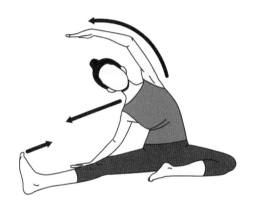

1. 바닥에 앉아 왼쪽 다리는 안으로 접고, 오른쪽 다리는 45도 바깥으로 뻗어줍니다.

2. 무릎은 펴고 발가락을 몸통 쪽으로 당겨주고, 반대쪽 팔은 머리 위에 둡니다.

3. 내쉬는 숨에 몸통을 정면을 유지한 채 뻗은 다리 쪽으로 숙여줍니다. 이때 왼쪽 엉덩이가 바닥에서 떨어지지 않게 합니다.

# 얼굴 부기 빼기

평소 띵띵 부은 얼굴 때문에 고민이 많으신가요? 저도 아침에 거울을 보면 종종 깜짝 놀랍니다. 이럴 땐 얼굴 림프 마사지를 해주곤 합니다. 먼저 림프란 무엇일까요? 림프절은 신체에 있는 노폐물을 정맥으로 보내는 기관입니다. 몸에 해로운 물질들을 걸러주는 역할을 하는 곳인데, 우리 몸 곳곳에 분포돼 있습니다. 따라서 림프의 순환이 잘 이뤄지지 않으면 노폐물이 쌓이고 면역력이 떨어지며 붓게 됩니다. 부기 감소와 순환에 도움이 되는 얼굴 림프 마사지를 따라 해보죠.

1.  양손으로 관자놀이부터 귀 앞, 턱 옆, 목, 쇄골까지 아래 방향으로 가볍게 쓸어줍니다.
2.  중지와 약지를 이용해 눈앞에서 시작하여 눈썹, 눈꼬리 방향으로 둥글게 마사지합니다.
3.  손가락 전체를 이용해 콧방울 옆에서 시작해 광대를 지나 관자놀이까지 사선 위로 마사지합니다.
4.  손바닥 끝부분을 턱에 대고 턱선을 따라 귀까지 V자로 쓸어 올려줍니다.

✱주의사항 로션이나 오일을 얼굴 전체에 바르고 진행합니다. 얼굴 근육은 작고 약하기 때문에 강한 힘보다는 쓰다듬듯이 가볍게 마사지하세요.

# 림프 순환 마사지

다이어트는 모든 사람에게 영원한 숙제죠? 새해 목표를 다이어트로 세우는 경우도 많고요. "내일부터는 반드시 다이어트를 하겠다"라고 외치며 잠드는 분들도 있죠? 다이어트를 효율적으로 하는 방법에 관해 이야기하고자 합니다.

우리 몸에 있는 림프는 순환이 원활하지 않을 때 흔히 말하는 '부종'이 됩니다. 이는 우리의 면역력과도 연관이 있어, 부종이 우리 몸에 생기면 아무리 다이어트를 열심히 해도 쉽게 살이 빠지지 않습니다.

그래서 림프 순환 마사지를 한 후에 다이어트를 하는 것이 좋습니다. 림프 순환 마사지는 어렵지 않습니다. 아래의 순서대로 몸을 가볍게 움직여줍니다.

1. 쇄골 밑을 안에서 바깥으로 쓸어줍니다.
2. 목 뒤에서 앞으로 쓸어줍니다.
3. 겨드랑이 밑으로 쓸어줍니다.
4. 배를 위에서 아래로 쓸어줍니다.
5. 서혜부를 주먹으로 가볍게 두드려주세요.
6. 오금 뒤를 가볍게 주먹으로 두드려주세요.

# 몸의 열을 내주는 요가

요가에서 낙타 자세는 복부, 엉덩이, 허벅지, 팔 등 전신의 근력을 강화하고 척추를 유연하게 만들어 허리 통증을 줄여주는 동작입니다. 전신을 사용하는 요가 자세로 몸에 열을 내고 싶다면 이 동작을 따라 해보자고요.

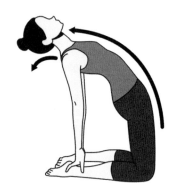

1. 무릎을 꿇은 자세에서 발등을 바닥에 대고 다리는 골반 너비만큼 벌립니다.

2. 손가락을 바닥 방향으로 하고 숨을 내쉬며 상체를 뒤로 천천히 넘겨줍니다.

3. 고개를 뒤로 넘겨주고 가슴을 연다는 느낌으로 배와 가슴을 앞으로 내밀고 괄약근을 조이며 몸통을 완전히 젖혀 발뒤꿈치를 잡아줍니다. 20초간 천천히 호흡하며 버팁니다.

4. 양손으로 허리를 받치고 내쉬며 상체를 일으켜 세워 제자리로 돌아옵니다.

5. 3~5회 반복합니다.

# 컨디션 난조에 좋은 스트레칭

유난히 컨디션이 떨어지는 날이 있죠? 이런 날 계속 누워만 계실 건가요? 몸이 찌뿌둥하고 무기력할 때 하면 좋은 스트레칭을 알려드리겠습니다. 하체 스트레칭은 근육과 관절을 부드럽게 이완시키고, 혈액순환을 촉진합니다. 스트레칭으로 컨디션을 회복하고 에너지 넘치는 하루를 보내는 건 어떨까요?

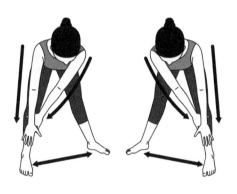

1.  양발을 골반 너비의 2배만큼 벌려줍니다.
2.  상체를 서서히 아래로 숙여 발 사이 중앙으로 손을 뻗습니다.
3.  위의 상태를 8초간 유지합니다.
4.  상체를 오른쪽으로 이동해 양손으로 오른쪽 발목을 잡습니다.
5.  위의 상태를 8초간 유지합니다.
6.  상체를 왼쪽으로 이동해 양손으로 왼쪽 발목을 잡습니다.
7.  위의 상태를 8초간 유지합니다.

✘주의사항 동작 진행 시 내쉬는 숨을 참지 않도록 합니다. 무릎이 구부러지지 않도록 다리를 펴주고, 허리가 둥그렇게 말리지 않아야 합니다.

# 손바닥 마사지

현대인들이 손을 안 쓰는 곳이 있을까요? 특히 컴퓨터 또는 스마트폰을 할 때 손가락을 많이 사용하는데, 이때 손의 피로가 쌓이면서 손가락뿐만 아니라 손 전체에 뻐근함이 생길 수 있습니다. 그래서 손바닥 마사지를 알려드리고자 합니다.

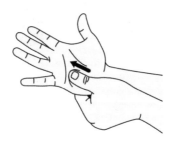

1.  손목의 시작 부분에서 엄지손가락 쪽을 향해 압박하면서 위로 밀어줍니다.
2.  두 번째 손가락 쪽도 마찬가지로 압박하면서 위로 올려줍니다.
3.  세 번째 손가락 쪽도 마찬가지로 압박하면서 위로 올려줍니다.
4.  네 번째 손가락 쪽도 마찬가지로 압박하면서 위로 올려줍니다.
5.  새끼손가락 쪽도 마찬가지로 압박하면서 위로 올려줍니다.
6.  손바닥 전체를 원을 그리듯이 눌러줍니다.

# 손가락 마사지

손바닥만 마사지했다면 절반만 한 셈입니다. 손등 쪽에서 손가락 사이 사이를 잘 풀어줘야 손 마사지가 끝났다고 할 수 있겠죠?

지금 하던 일을 멈추고 손가락을 움직여보세요. 뻐근한 느낌 없이 손가락이 잘 움직이나요? 손가락 전체가 잘 움직일 수도 있고 어느 한 손가락만 묵직하게 느껴질 수도 있습니다. 만약 묵직하게 느껴진다면 손을 자주 사용해서 그럴 겁니다. 지금부터 손가락이 시원해지는 마사지를 진행해보겠습니다.

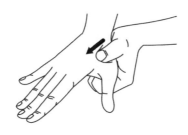

1.  손목 쪽에서 엄지손가락과 두 번째 손가락 사이를 압박하면서 밀어줍니다.
2.  두 번째 손가락과 세 번째 손가락 사이도 마찬가지로 압박하면서 밀어줍니다.
3.  세 번째 손가락과 네 번째 손가락 사이도 마찬가지로 압박하면서 밀어줍니다.
4.  네 번째 손가락과 새끼손가락 사이도 마찬가지로 압박하면서 밀어줍니다.

# 발가락 마사지

발은 인체의 축소판이라고 불릴 만큼 정말 중요한 곳입니다. 그래서 활동이 원활하지 않은 곳을 자극했을 때 통증이 오는 것이죠. 게다가 지면에 가장 먼저 닿는 곳으로 발이 굳거나 변형돼 있다면 몸 전체가 영향을 받아 몸의 불균형까지 나타날 수 있습니다. 평소에 발 관리를 해야 하는 이유입니다.

발은 발바닥 마사지도 중요하지만, 발가락 사이를 풀어 발이 잘 움직일 수 있도록 해주는 것이 중요합니다.

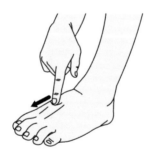

1.  발을 편하게 내려놓습니다.
2.  발가락 사이를 발등에서부터 발가락을 향해 압박하며 앞으로 밀어줍니다.

# 발바닥 마사지

우리 몸 가장 아래에서 종일 체중을 지탱하는 발. 혈액순환이 잘 안 되는 부위 중 하나이며, 많은 혈관이 집중된 곳이기도 하죠. 발에는 몸 전체가 담겨 있다고 해도 과언이 아닌데요.

많은 반사구(각 장기와 연결된 말초 신경이 집중된 지점) 및 혈자리가 발에 분포돼 있고, 발의 균형이 무너지면 골반이 틀어져 전체적인 신체 밸런스에도 영향을 미칩니다. 그중에서도 발바닥의 중앙 부위, 발아치를 마사지해보겠습니다. 참고로 마사지 볼 같은 소도구를 이용해 진행해도 좋습니다. 마사지 전후로 따뜻한 물에 족욕을 하면 더더욱 도움이 됩니다.

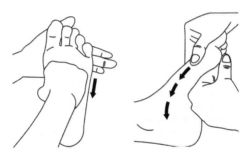

1. 주먹으로 발바닥 전체를 위에서 아래로 쓸어줍니다.
2. 한 손으로 발목을 잡아 고정하고 다른 손으로는 발가락 전체를 감싸 쥐고 발등 쪽으로 굽혀 늘려줍니다.
3. 엄지발가락 옆쪽부터 시작해서 발뒤꿈치까지 안쪽 날을 따라 힘 있게 눌러줍니다.
4. 엄지손가락으로 발 중앙부에서 바깥 방향으로 쓸면서 마사지합니다.
5. 엄지발가락 관절 아래에 움푹 들어가는 부분을 엄지손가락으로 세게 눌러줍니다.

# 자고 일어나서 하는 5분 스트레칭

자고 일어난 뒤 찌뿌둥한 몸을 일으키기 전, 햇살을 받으며 기지개를 켜고, 가벼운 스트레칭으로 기분 좋은 하루를 시작해 보자고요.

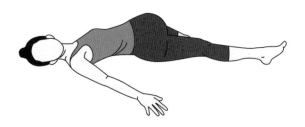

1. 침대에 반듯하게 누워 오른쪽 다리를 90도로 만들고 반대편으로 넘겨줍니다.
2. 가볍게 내쉬는 숨에 무릎을 바닥으로 지그시 눌러줍니다.
3. 시선을 다리 넘긴 쪽 반대로 돌려줍니다.
4. 깊은 호흡을 하며 20초 동안 동작을 유지합니다.
5. 천천히 제자리로 돌아온 뒤 반대쪽도 진행합니다.

# 자기 전에 하는 5분 스트레칭

피곤했던 하루가 끝나고 잠자리에 누우면 이런저런 생각들과 고민으로 쉽게 잠을 이루지 못할 때가 많죠? 꿀잠을 자고 싶다면 다이아몬드 다리를 기억해보세요. 스트레스와 긴장으로 가득했던 하루, 따뜻한 이불을 덮고 간단한 스트레칭으로 하루를 편하게 마무리해보는 건 어떨까요?

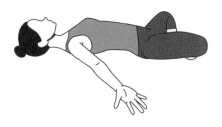

1. 이불을 덮고 편하게 누운 상태에서 발바닥을 붙이고, 뒤꿈치를 엉덩이 쪽으로 가깝게 당겨줍니다.
2. 양손을 포개어 가슴 위에 올려두거나 손바닥이 천장을 향하게 골반 옆에 내려놓습니다.
3. 무릎이 바닥에 닿지 않는다고 억지로 누르지 않고 온몸에 힘을 빼고 깊은 호흡을 통해 자연스럽게 이완시킵니다.
4. 2~3분 자세를 유지합니다.

# 노화를 예방하는 호흡 운동

나이가 들면 호흡기관에도 변화가 생깁니다. 특히 55세 이후부터는 들이마시는 압과 내쉬는 압이 줄어들고 호흡근의 내구력도 떨어집니다. 이러한 호흡기관의 약화가 더욱 가속화되면 신체 기능이 떨어지고 병을 유발합니다. 숨쉬는 것부터 신경을 쓰다 보면 느리게 나이 들 수 있겠죠?

1. 편하게 눕습니다.
2. 허리를 바닥으로 살짝 누르고, 갈비뼈를 벌린다는 느낌으로 숨을 쉽니다. 이때 코로 호흡합니다.
3. 입으로 숨을 내뱉습니다.
4. 20회 반복합니다.

# 노화를 예방하는 운동

스마트폰의 보급으로 작은 모니터를 보는 시간이 늘었습니다. 이 때문에 거북목과 굽은 등 같은 증상으로 고통받는 사람들이 늘어나고 있죠. 특히 굽은 등은 호흡계에 영향을 미쳐 노화를 촉진할 수 있습니다.

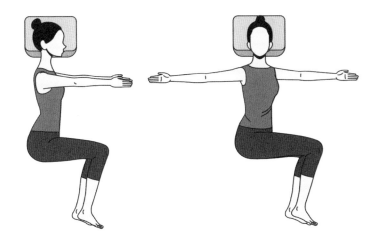

1. 옆으로 누운 상태에서 등과 엉덩이를 일직선에 놓고, 양팔을 나란 히 뻗어줍니다. 이때 어깨와 머리 사이의 공간을 채울 수 있는 베 개를 준비해 머리 아래 놓아주세요.

2. 손바닥을 서로 마주 보게 하고 위에 있는 손을 반대 방향으로 움 직이면서 시선은 손끝을 향합니다.

3. 몸통이 틀어진 자세가 됐나요? 숨을 크게 들이마시고 내뱉으면 이완되는 것을 느껴봅니다.

4. 10회 3세트 반복합니다.

# 잠을 못 자는 사람을 위한 스트레칭

아기 자세는 엄마의 뱃속에서 편안한 휴식을 취하는 태아의 모습을 본떠 만든 동작으로 몸과 마음의 긴장을 풀어주는 효과가 있습니다. 평소 잠을 잘 이루지 못한다면 침대 위에서 간단한 스트레칭으로 하루를 마무리해보세요.

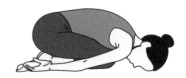

1. 무릎을 꿇고 앉아 숨을 내쉬며 몸을 앞으로 굽혀 이마를 바닥에 대고 엎드립니다.
2. 손바닥이 천장을 향하게 팔을 뒤로 뻗어 힘을 풀고 자연스럽게 바닥에 내려둡니다. 이 동작을 할 때 엉덩이와 뒤꿈치를 붙여줍니다. 붙지 않는다면 무릎 간격을 조금 넓혀줍니다.
3. 편하게 호흡하며 2~3분 정도 자세를 유지합니다.
4. 호흡을 내쉬며 배꼽을 바라보고 시작 자세로 돌아옵니다.

# 소화가 잘 안 되는 사람을 위한 마사지

입, 식도, 위, 십이지장, 소장, 대장(상행, 평행, 하행), S상 결장, 직장, 항문 순으로 소화가 진행됩니다. 대장 중에서도 평행 결장에서 소화가 가장 느리게 진행되는데요. 오늘은 소화를 촉진하는 복부 마사지 방법을 알려드리겠습니다.

1. 갈비뼈와 배 사이에 손가락을 놓고, 양손으로 갈비뼈를 잡습니다.
2. 내쉴 때 양 손가락을 갈비뼈와 배 사이로 집어넣습니다.
3. 들이마실 때 자연스럽게 손가락을 밀어내는 힘에 따라 압박을 풀며 다시 날숨 때 갈비뼈를 들어올리듯이 손가락을 밀면서 최대한 깊숙이 자극을 주려고 노력합니다.
4. 20회 3세트 반복하면 도중에 트림이 나올 수도 있습니다.

# 소화가 잘 안 되는 사람을 위한 스트레칭

평소 소화가 잘 안 된다면 빠르게 먹는 습관, 과식이나 과음, 맵고 짠 음식, 기름진 음식 등을 피하고 규칙적인 식습관과 가벼운 운동을 꾸준히 하는 것이 좋습니다. 만약 소화가 잘 안 된다면 스트레칭을 해보는 것도 방법입니다.

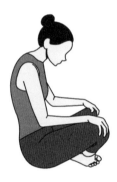

1. 양반다리로 편하게 앉은 자세에서 양 손바닥을 무릎 위에 올려놓습니다.
2. 허리가 아닌 가슴이 크고 둥글게 회전한다는 느낌으로 내쉬는 숨에 몸을 앞으로 내밀고, 마시는 숨에 시선은 배꼽을 바라보며 등을 동그랗게 만듭니다.
3. 시계 방향으로 10회 회전한 후 반대로도 돌려줍니다.
4. 양쪽 엉덩이가 바닥에서 뜨지 않게 눌러주고 배에 자극을 줍니다.

# 거짓말같이 눈이 편해지는 운동

스마트폰, 모니터, 책 등을 많이 보는 직장인과 학생은 눈 건강에 특히 신경 써야 합니다. 우리 몸의 눈은 전자기기로 피로해지기 쉽고 각종 질환에도 노출되기 쉽습니다. 눈동자를 움직여 혈액순환을 촉진해 피로를 해소해봅시다. 눈 주위 근육에 좋은 운동을 알려드리겠습니다.

1. 손을 깨끗이 씻은 후, 양손을 비벼 손바닥으로 눈을 30초에서 1분 간 따뜻하게 데웁니다.
2. 눈을 5초 정도 강하게 감고 있다가 뜨는 걸 10번 반복합니다.
3. 눈동자를 움직여봅시다. 눈을 위로 끝까지 올려다보며 5초 유지, 아래로 끝까지 내려다보며 5초 유지, 왼쪽 오른쪽 양옆으로 각각 5초간 유지한 후 눈을 시계 방향으로 돌리기를 5번씩 실시합니다.

# 종아리 부종이 심할 땐 어떻게 할까?

직립보행과 좌식생활을 하는 현대인에게 하체 건강은 매우 중요한 문제입니다. 잘못된 생활습관이나 직업적인 특성 때문에 하체에 문제가 생기곤 합니다. 장시간 서서 일하기, 걷기뿐만 아니라 무게 중심이 한쪽으로 치우친 자세는 순환의 장애를 일으켜 하체 부종 및 통증, 피로 등의 문제를 일으킵니다.

하체는 심장에서 멀리 떨어져 있어 펌프 작용으로 밀어낸 혈액이 심장으로 다시 돌아오기가 어렵습니다. 게다가 하체의 중요성에 비해 관심과 관리는 매우 소홀합니다. 종아리 부종이 생긴 경우, 잠시 휴식을 취하는 것이 가장 좋습니다. 다리를 심장보다 높은 위치에 올려놓으세요. 또는 찬물에 15~20분 정도 발을 담그는 것도 부종을 줄이는 데 도움이 됩니다.

# 혈액순환에 좋은 종아리 스트레칭과 운동

우리 몸의 제2의 심장이라 불리는 곳이 있습니다. 바로 종아리입니다. 종아리 근육은 우리가 걸을 때, 뛸 때, 설 때 등 다양한 활동에서 사용되는 하체의 근육입니다. 어디서든 할 수 있는 간단한 종아리(비복근) 스트레칭을 배워보도록 하겠습니다.

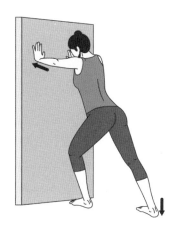

1. 벽 앞에 선 상태에서 한 다리를 앞에 둡니다.
2. 양손은 어깨보다 높이 들어 벽을 짚습니다.
3. 뒷다리는 무릎을 편 상태로 뒤꿈치를 땅에 눌러주면서 벽을 조금 씩 밀어줍니다.
4. 편안하게 호흡하며 진행합니다.

만약 벽이 없다면 그냥 까치발을 들었다가 내렸다가 하는 운동도 좋습니다. 단, 균형을 잡으며 천천히 내려와야 합니다. 10번씩 3세트 반복하면 좋습니다. 하체가 잘 붓는 편이라면 종아리 스트레칭과 운동으로 부기를 제거해보세요.

# 외출 전 턱 부종 빼는 마사지

많은 사람이 공감할, 특히 많은 여성이 공감할 내용이죠? 오늘따라 왜 이렇게 얼굴 밑이 넓어 보이고 턱은 두 겹으로 보이는지! 매일 아침 거울을 볼 때마다 스트레스를 받는 분들이 계실 텐데요. 부종은 우리 몸의 순환 시스템에 문제가 발생해 생깁니다.

림프는 순환하면서 세포에 영양분을 공급하고 노폐물을 걷어내는 역할을 합니다. 그런데 그 노폐물들이 잘 배출되지 않는다면 부종이 생길 수밖에 없죠. 부종을 빼기 위해서는 전신 순환이 잘 이뤄져야 합니다. 우리의 고민인 턱 라인에 조금 더 집중할 수 있는 마사지 방법을 지금부터 알려드리겠습니다.

1.  엄지를 제외한 나머지 손가락들을 귀 뒤와 밑에 둡니다.
2.  가볍게 1분간 원을 그리듯 마사지해줍니다.
3.  목을 쓸면서 밑으로 내려갑니다.

아주 간단하죠? 아 참, 림프는 피부 가까이에 위치하기 때문에 너무 세게 누르지 말고 살살 만져주세요.

# 외출 전 눈 마사지

야식 먹고 잤을 때 눈 붓는 거 저만 그런 거 아니죠? 내 눈을 무언가가 누르는 것 같은 기분 다들 느껴보셨을 텐데요. 빠져나가야 할 노폐물들이 제대로 배출되지 않으면 얼굴이 붓고 눈이 무겁게 느껴지죠. 그럴 때 순환이 잘 이뤄져야 몸도 눈도 가벼워집니다. 이제부터 눈썹 안쪽과 관자놀이 부위를 마사지해줄 겁니다.

마사지하기 전에 전체적으로 찬물과 따뜻한 물로 세수를 번갈아서 해주는 것이 중요합니다. 전체적인 부기를 빼는 데 효과적이기 때문이죠. 기초 화장품을 바르면서 마사지를 함께 해줍니다.

### 부종 빼는 마사지

1. 엄지손가락으로 눈썹 앞부분 밑 움푹 들어간 부분을 5~10초 지그시 누른 후 작은 원을 그리듯 마사지합니다.

2. 눈과 귀 사이에 움푹 들어가 있는 곳을 눌러주고 가볍게 원을 그리듯이 마사지합니다.

### 피로에 좋은 마사지

1. 먼저, 눈썹 시작 부분을 찾습니다. 그 부분을 10초간 눌러줍니다.

2. 그다음 검지로 눈 밑부분을 누릅니다. 누른 상태에서 안쪽에서 바깥쪽으로 밀어줍니다. 너무 강하게 하면 멍들 수 있어서 살살해줍니다.

# 출퇴근길에 할 수 있는 팔 마사지

출퇴근길에 스마트폰만 보고 있는 당신! 앉아서 많은 일을 하다 보면 어깨, 팔 등 안 아픈 곳이 없죠. 지금부터 상완 삼두근을 풀어볼 예정인데요. 상완 삼두근을 잘 풀지 않으면 팔꿈치부터 어깨까지 통증이 나타날 수 있습니다.

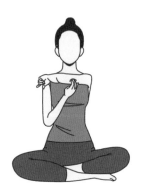

1.  팔을 살짝 구부린 상태를 만듭니다.
2.  팔꿈치 살짝 윗부분을 압박하면서 위아래로 움직여줍니다.
3.  조금 더 윗부분으로 이동해서 동일하게 진행합니다.

# 종아리 부기를 줄이는 마사지

종일 서서 일하거나 오래 걷다 보면 다리가 퉁퉁 붓고 저리는 경우가 많습니다. 다리가 저린다는 것은 종아리가 제대로 기능하지 못한다는 신호입니다. 몸이 신호를 보낸다면 더 이상 관리를 미뤄선 안 됩니다. 여기서 소개하는 마사지는 특히 당뇨가 있는 분들에게 더욱 추천합니다.

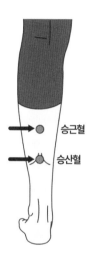

### 승근혈 마사지

1.  종아리 근육의 정 가운데를 찾습니다.
2.  그 부분을 압박하고 20초 동안 기다립니다.

### 승산혈 마사지

1.  까치발을 들었을 때 종아리가 갈라지는 시작 지점을 찾습니다.
2.  그 부분을 압박하고 20초 동안 기다립니다.

# 차 안에서 졸음 예방 스트레칭과 마사지

도로에서 차가 정체되기 시작하면 운전자들은 졸음과 싸워야 합니다. 점점 무거워지는 눈꺼풀을 번쩍 떠지게 해주는 스트레칭과 마사지를 소개합니다. 운전 중 정차했을 때 하면 좋은 스트레칭과 마사지인데요. 온몸의 경직된 근육의 피로도를 낮추고 위험한 사고로 이어질 수 있는 졸음운전을 예방해봅시다.

### 차 등받이 잡고 가슴 펴기

1. 의자의 머리 부분 뒤로 양손 깍지를 껴주세요.
2. 숨을 들이쉬며 팔꿈치를 활짝 열어주면서 가슴을 앞으로 내밀어줍니다.

### 핸들 잡고 등 늘리기

1. 운전대 위에 양팔을 놓고 쭉 펴주세요.
2. 등과 팔이 멀어지는 느낌으로 등을 쭉 늘려줍니다.

### 측두근 마사지

1. 귀의 윗부분에서 살짝 위로 올라가 머리 옆쪽 부분을 양 손바닥을 밀착해 천천히 눌러서 위쪽으로 당겨주며 위아래로 눌러줍니다.
2. 두피 전체를 마사지한다는 느낌으로 손바닥을 이용해 원을 그리며 10회 정도 마사지를 진행합니다.
3. 손바닥으로 했을 때 느낌이 괜찮다면 엄지손가락을 뺀 나머지 손가락으로 측두근을 눌러 원을 그리듯 마사지합니다.

# 우울할 때 하면 좋은 명상

우울감은 날씨에도 영향을 받습니다. 특히 비 오는 날 문뜩문뜩 우울해지기도 합니다. 명상은 몸과 마음을 이완시켜 내면의 안정을 찾는 데 도움을 주며 부정적인 감정을 줄여주는 효과가 있습니다. 먼저 편안한 옷을 입은 상태에서 조명은 너무 밝지 않게 준비합니다. 명상에 방해되는 스마트폰은 잠시 끄고 마음이 안정되는 잔잔한 음악이나 자연의 소리를 틀거나 창문을 열고 비 오는 소리를 들어도 좋습니다. 5~10분 정도 명상하면 좋지만, 생각이 흐트러지거나 자세가 불편하다면 억지로 버티지 않고 차츰차츰 시간을 늘려나가도록 합니다.

1. 바닥에 가부좌 자세 또는 의자에 허리를 곧게 세우고 앉습니다.
2. 손바닥은 천장 방향으로 해서 무릎 위에 올려두고 엄지와 세 번째 손가락을 가볍게 마주댑니다.
3. 눈을 감고 코로 숨을 천천히 들이마시고 입으로 내쉽니다.
4. 최대한 호흡에 집중하며 생각을 비워봅니다.

# 오한에 좋은 호흡 운동

감기에 걸려 오한으로 몸이 오들오들 떨리나요? 몸이 움츠러들고 긴장되나요? 특별히 무언갈 하기엔 기운도 없다면, 그래도 컨디션은 회복하고 싶다면 이럴 때 운동해야 합니다. 운동이라고요? 이렇게 온몸이 떨릴 때 운동을 할 수 있을까요? 물론입니다. 이럴 때일수록 운동해야 합니다. 바로 숨쉬기 운동이요!

복식 호흡으로 컨디션을 회복하세요. 복식 호흡이란 복부를 사용해 깊게 숨을 쉬는 것입니다. 복부와 횡격막을 이용한 복식 호흡은 우리 몸속에 충분한 산소를 공급합니다. 복식 호흡을 하면 긴장감과 스트레스가 해소됩니다. 심폐기능이 향상되고 살까지 빠지니 하지 않을 이유가 없겠죠?

1. 바닥에 누워 눈을 감습니다.
2. 한 손은 복부 위에 올리고 한 손은 가슴 위에 올립니다.
3. 코로 깊게 숨을 마시고 이때 배를 최대한 내밀어줍니다(손으로 느끼기).
4. 어깨와 가슴을 움직이지 않고 8초간 들이마시고 4초간 쉽니다.
5. 숨을 내쉴 때는 복부에 남은 호흡이 없도록 최대한 내쉬세요.
6. 위의 과정을 반복하세요.

# 운동 전 상체 스트레칭

운동량이 많은 운동을 할 때 안전하고 재미있게 즐기기 위해서는 스트레칭이 필수입니다. 스트레칭을 하지 않고 격한 운동을 하면 근육이 놀랄 수 있기 때문인데요. 평소에 스트레칭을 하는 습관을 들이는 것이 중요합니다. 그럼 시작해볼까요?

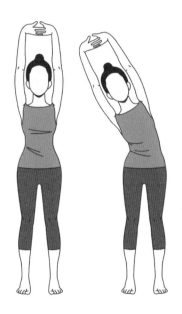

1. 어깨너비로 다리를 벌리고 허리를 폅니다.
2. 깍지를 끼우고 손바닥을 천장 방향으로 뻗어 몸을 최대한 늘려줍니다.
3. 내쉬는 숨에 몸을 왼쪽으로 기울였다가 마시며 제자리로 돌아옵니다. 반대쪽도 진행 후 5회씩 반복합니다.

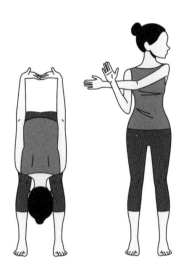

1. 허리 뒤에서 손깍지를 끼우고 바르게 섭니다.

2. 내쉬는 숨에 상체를 숙이고 깍지 낀 손을 머리 쪽으로 넘겨줍니다.

3. 천천히 호흡하며 10초 유지 후 제자리로 돌아옵니다.

4. 숨을 내쉬며 왼쪽 팔을 앞으로 뻗은 상태에서 오른팔을 이용해 몸통 쪽으로 당겨줍니다.

5. 시선은 왼쪽을 바라보며 턱과 어깨가 닿지 않게 어깨를 끌어내리며 10초 유지하고 제자리로 돌아옵니다.

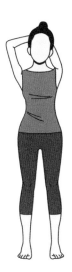

1. 오른쪽 날개뼈에 닿도록 왼팔을 등 뒤로 넘겨줍니다.

2. 오른손으로 왼쪽 팔꿈치를 살짝 당겨주며 시선은 정면을 바라보고 10초 유지 후 제자리로 돌아옵니다.

3. 반대 팔도 같은 방법으로 진행합니다.

# 운동 전 하체 스트레칭

상체 스트레칭을 했다면 하체도 진행해야겠죠?

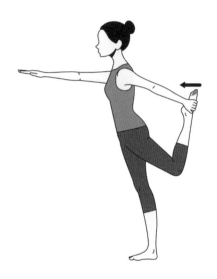

1.  선 자세에서 왼손으로 왼쪽 발끝을 잡고 뒤로 당겨주고 오른팔은
    앞으로 뻗어 10초 유지하고 제자리로 돌아옵니다. 반대쪽도 진행
    합니다.

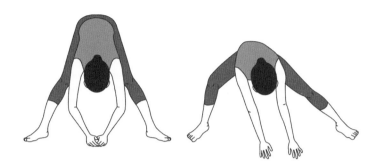

1. 다리를 어깨너비로 벌리고 숨을 내쉬며 상체를 천천히 바닥 쪽으로 숙여 호흡하며 10초 유지합니다. 몸이 유연하다면 발목을 잡아 몸통을 다리 쪽으로 더 당겨줍니다.

2. 손바닥을 바닥에 대고 양 무릎을 편 상태에서 오른쪽 무릎만 살짝 구부려주고 반대로도 바꿔줍니다.

3. 천천히 제자리 걷기를 하듯 교차로 진행해 허벅지 뒤쪽부터 종아리까지 충분히 늘려줍니다.

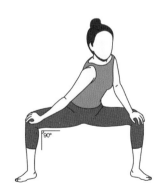

1.  다리를 양옆으로 넓게 벌리고 무릎 각도를 90도로 만들어 손바닥을 무릎에 올려 준비합니다.

2.  숨을 내쉬며 오른손으로 무릎을 밀어 어깨를 비틀어줍니다. 반대 방향도 함께 각 5회씩 진행합니다.

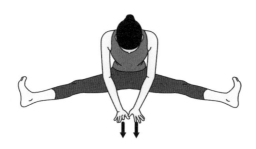

1.  무릎을 펴고 바닥에 앉아 양옆으로 최대한 벌려줍니다.

2.  허리를 곧게 세우고 바닥을 짚은 손을 한 손 한 손 앞으로 짚어주며 상체를 숙입니다.

3.  두 다리를 모아 바닥에서 탈탈 털어줍니다.

✖ **주의사항**  자세를 따라 하기 어렵다면 엉덩이 뒤에 담요를 깔고, 무리해서 완성 동작을 만들지 않도록 합니다.

# 순환에 좋은 동작

탄탄하고 예쁜 몸을 가지고 싶은 건 모든 사람의 바람이겠죠? 확실히 운동할 때는 라인이 잡히는 것 같다가 안 하면 바로 돌아오는 것 같지 않나요? 지금부터 몸의 라인을 간단히 정리하는 동작을 알려드리겠습니다.

우리 몸에서 제대로 순환이 일어나지 않으면 몸이 붓게 되는데요. 그 붓기가 바로 몸의 라인을 망가트려요. 특히 종아리 근육이 제대로 수축과 이완을 해야 혈액순환에 도움이 됩니다.

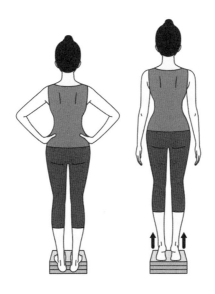

1. 책을 밟고 올라가 발바닥의 반이 바깥에 나가도록 합니다.
2. 뒷꿈치를 최대 높게 들어올립니다.
3. 뒷꿈치를 책 밑으로 쭉 내립니다.
4. 15회 2세트 반복합니다.

# 쉽게 잠을 이룰 수 없을 때 하는 스트레칭

장시간 서 있거나 앉아 있는 생활이 일상이라면 가장 먼저 피로해지는 부분이 다리입니다. 부종으로 다리가 뻐근하다면 족욕이나 스트레칭으로 피로를 풀어주기만 해도 수면의 질을 높일 수 있습니다. 취침 전 하체 관절을 부드럽게 해주고, 혈액순환을 도와주는 영웅 동작으로 하루를 마무리해보도록 해요.

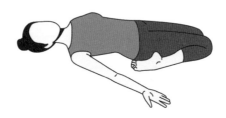

1.  무릎을 꿇고 앉은 자세에서 엉덩이를 살짝 들어 다리를 M자 모양으로 만들고 엉덩이를 완전히 바닥에 붙여 앉아서 준비합니다.

2.  발등을 바닥에 붙이고 무릎 간격이 멀어지지 않도록 주의합니다. 단, 무릎이 아플 경우 간격을 조금 벌려줍니다.

3.  숨을 내쉬며 손바닥으로 바닥을 짚어 몸을 뒤로 기울입니다.

4.  팔꿈치를 바닥에 대며 조금씩 더 기울여줍니다.

5.  몸을 완전히 바닥에 내려두고 손바닥을 천장 방향으로 골반 옆에 편하게 내려놓습니다.

6.  다리가 벌어지지 않도록 바닥에 붙인 상태에서 호흡하며 1분간 자세를 유지하고 천천히 몸을 일으켜 제자리로 돌아옵니다.

# 상체 셀룰라이트를 제거하는 근막 마사지

셀룰라이트는 복부, 엉덩이, 허벅지 등 피부 표면에 울퉁불퉁하게 보이는 변성된 피하지방 조직입니다. 호르몬의 변화, 생활습관이나 식습관, 흡연, 음주 등 복합적인 원인으로 발생하며 질환은 아니지만, 보기에 좋지 않습니다. 대사 활동에 영향을 미치는 셀룰라이트는 탄수화물을 적게 먹거나 충분한 수분 섭취, 바른 자세 유지, 규칙적인 운동이나 마사지 등으로 어느 정도 개선할 수 있습니다. 폼롤러를 이용한 부위별 근막 마사지로 우리 몸의 셀룰라이트를 없애봅시다.

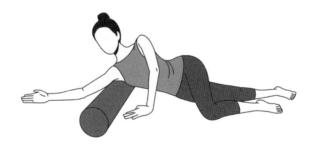

1. 두 다리를 포개어 왼팔로 바닥을 짚고 폼롤러를 겨드랑이 조금 아래에 둔 상태로 옆으로 눕습니다.
2. 목에 힘을 빼고 팔베개를 합니다.
3. 편하게 호흡하며 몸통을 위아래, 좌우로 천천히 골고루 굴려 1분간 풀어주다가 가장 아픈 부위에서 30초 멈춘 상태로 유지합니다.
4. 반대쪽도 진행합니다.

**✖주의사항** 과한 통증이 느껴진다면 근육이 경직되기 때문에 오히려 스트레칭 효과가 떨어집니다. 긴장을 풀고 무리하지 않는 선에서 진행하는 것이 좋습니다.

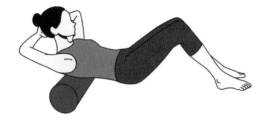

1. 등에 폼롤러를 대고 발바닥으로 바닥을 짚은 후 무릎을 세웁니다.

2. 양손은 깍지를 끼고 머리를 받쳐줍니다.

3. 몸통을 위아래로 굴려 가장 아픈 부위에서 멈추고 편하게 호흡하며 30초간 유지합니다. 다른 부위도 찾아서 압박합니다.

4. 엉덩이를 살짝 들고 복부에 힘이 풀리지 않게 유지하며 밑에서부터 위로 천천히 폼롤러를 굴려줍니다.

5. 빠르게 많이 하기보다 심호흡을 크게 하며 천천히 진행하고 뭉친 부위를 정확히 풀어줍니다.

# 하체 셀룰라이트를 제거하는 근막 마사지

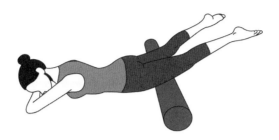

1. 양손을 포개어 손등 위에 이마를 대고 엎드린 자세에서 허벅지 아래에 폼롤러를 놓아줍니다.
2. 몸통의 힘을 풀어 다리를 벌렸다가 오므려줍니다.
3. 1분간 편안한 호흡으로 근육의 긴장을 풀고 마사지해주는 것이 중요합니다.
4. 팔꿈치를 바닥에 대고 엎드린 상태에서 폼롤러를 왼쪽 허벅지 옆면 앞부분에 놓고 두 발은 바닥에서 떼어줍니다.
5. 심호흡하며 10~20회 위아래로 천천히 폼롤러를 굴려줍니다.

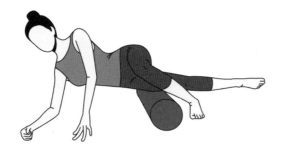

1. 왼쪽 팔꿈치를 바닥에 대고 오른손은 바닥에 짚은 상태로 옆으로 누운 자세에서 폼롤러를 골반 아래 옆 허벅지 위에 놓아줍니다.

2. 오른쪽 다리를 앞쪽에 두고 무릎을 세워 발바닥을 바닥에 고정합니다.

3. 심호흡을 하며 10~20회 정도 천천히 위아래로 폼롤러를 굴려줍니다.

4. 그대로 두 다리를 뻗어 몸통을 앞뒤로 30초간 굴려줍니다. 허벅지를 세 등분한다고 생각하고 세 부분으로 나눠서 진행합니다.

5. 반대쪽도 진행해줍니다.

# 감기 예방하는 스트레칭

면역력이 떨어져 있을 때 감기에 쉽게 걸리곤 합니다. 몸을 따뜻하게 하고 건강하게 먹고 꾸준히 운동한다면 체온을 올려 면역력을 향상시킬 수 있습니다. 몸에 땀을 내주는 스트레칭으로 감기를 예방하시죠.

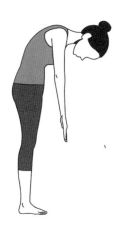

1. 두 다리를 골반 너비로 벌리고 섭니다.

2. 어깨에 긴장을 풀고 복부와 엉덩이를 조입니다.

3. 내쉬는 숨에 머리부터 숙이며 등을 둥그렇게 말며 내려갑니다. 복부 힘이 풀리지 않게 배꼽을 끌어올린다는 느낌으로 수축의 힘을 유지합니다. 후면 근육을 이완시킵니다. 만약 뒤쪽 허벅지가 너무 아프다면 무릎을 살짝 구부려도 좋습니다.

4. 숨을 마시며 엉덩이가 뒤로 빠지지 않게 주의하며 무게 중심을 앞쪽에 둡니다. 목과 어깨의 힘은 풀고 유지합니다.

5. 내쉬는 숨에 골반을 살짝 마는 것을 시작으로 척추를 하나씩 쌓아올리며 상체를 세워 천천히 제자리로 돌아옵니다.

✖**주의사항** 동작하는 것이 쉽지 않다면 벽을 등지고 진행합니다. 이때 발의 위치는 벽의 10~15cm 앞에 두는 것이 좋습니다.

# 설거지하면서 하체 부종 잡는 스트레칭

청소하고 빨래하고 요리하고 설거지까지. 집안일은 해도 해도 끝이 없죠? 집안을 구석구석 살피며 장시간 선 자세로 일하면 다리가 퉁퉁 부을 수밖에 없습니다. 설거지하는 동안 할 수 있는 간단한 스트레칭 동작으로 하체의 부종을 관리해봅시다.

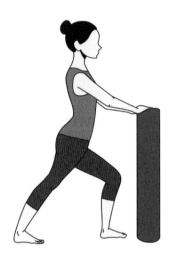

1. 싱크대를 잡고 오른쪽 다리를 무릎을 편 채로 뒤로 빼줍니다.
2. 뒤꿈치를 최대한 바닥에 누르면서 내쉬는 숨에 왼쪽 무릎을 서서히 구부립니다.
3. 가능하다면 무릎을 과감하게 구부려도 좋습니다. 20초 정도 동작을 유지하며 허벅지 뒤쪽과 종아리를 이완시켜줍니다.

# 얼굴이 비대칭일 때 하는 마사지

안면 비대칭이란 얼굴의 좌우 대칭을 비교했을 때 좌우 얼굴 길이나 면적에 차이가 있는 경우를 말합니다. 대부분 얼굴에 미세한 비대칭을 가지고 있기에 미비한 안면의 비대칭은 정상적인 결과입니다.

안면 비대칭은 다양한 이유로 발생할 수 있으며, 얼굴 근육의 불균형, 과거의 외상, 신경근촉매성 장애 등이 그 원인일 수 있으나 전문적인 의견과 안내를 받는 것이 중요합니다. 안면 비대칭의 원인을 잘못된 생활습관에서 찾는다면 전신의 문제로 인한 것인데요. 한쪽으로만 음식물을 씹는 저작 운동 습관, 한쪽 얼굴을 옆으로 돌리고 자는 수면 습관, 턱을 괴는 버릇 등으로 압박에 의한 측면 얼굴 변형, 치아가 제대로 물리지 않는 부정교합 등 다양한 원인이 있습니다.

1. 세안으로 얼굴을 깨끗히 하고 손도 깨끗하게 씻습니다. 필요하다면 얼굴에 보습 크림을 발라줍니다.

2. 엄지손가락으로 이마를 가볍게 누르고, 안쪽에서 바깥쪽으로 부드럽게 이동하며, 이를 이마 전체에 걸쳐 10회 반복합니다.

3. 양손의 중지와 검지를 이용해 눈 주변을 부드럽게 누르고 원을 그리며 마사지합니다. 외부에서 내부로, 적당한 압력으로 반복합니다.

4. 양손을 이용해 턱 아래에서 귀로 가는 방향으로 가볍게 마사지하며, 이를 턱 전체에 걸쳐 반복합니다.

5. 엄지와 검지를 이용해 입 주변을 부드럽게 누르고 원을 그리며 마사지하며, 입술 위에서 시작해 주변으로 이동합니다.

# 집중력에 좋은 스트레칭

학생, 직장인 누구나 할 것 없이 집중력을 발휘해야 할 때가 있죠? 그래서 오늘은 집중력을 높여줄 수 있는 정말 간단한 스트레칭을 해볼까 합니다. 앉아 있는 자세에서 부담스럽지 않게 할 수 있는 동작이니 뻐근하고 졸리고 지칠 때마다 꼭 해보세요.

1. 앉은 자세에서 허리를 펴고 깍지를 낍니다.
2. 머리 뒤로 깍지를 가져가 목덜미를 늘리며 눌러주세요. 그 상태로 깊은 호흡을 하며 이완합니다.
3. 똑같이 손으로 누른 상태에서 턱이 왼쪽 쇄골로 향하게 사선으로 틀어주세요. 깊은 호흡을 하며 잠시 정지합니다. 반대쪽도 똑같이 반복해주세요.

어때요? 뻣뻣했던 목이 조금은 개운해졌나요? 스트레칭뿐만 아니라 호흡 역시 집중력에 도움이 됩니다.

# 면역력에 좋은 스트레칭

고관절은 하체의 핵심 부위로 다리를 꼬거나, 짝다리를 짚는 등 장시
간 잘못된 자세로 앉거나 서 있다면 틀어지거나 유연성이 떨어져 혈
액순환 장애가 발생할 수 있습니다. 고관절 및 하체 스트레칭은 혈액
과 림프 순환에 도움을 줘 체온을 올려주고 면역력을 증가시키는 데
좋은 동작입니다. 여러 스트레칭 동작을 통해 면역력을 높이고 독감을
예방해봅시다.

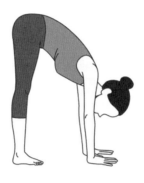

1. 두 다리를 골반 너비로 벌리고 무릎을 먼저 구부리고 상체를 숙여
   손바닥으로 바닥을 짚습니다.
2. 내쉬는 호흡에 엉덩이가 뒤로 빠지지 않게 주의하며 천장 쪽으로
   올리고 무릎을 천천히 폅니다.
3. 깊게 호흡하며 30초 유지하고 무릎을 먼저 접고 상체를 세워 제자
   리로 돌아옵니다. 3세트 반복합니다.

# 면역력에 좋은 근력 운동

종아리 근육은 무릎과 발목을 굽히는 역할도 하지만 제2의 심장이라고 불릴 만큼 중요한 역할을 합니다. 하체까지 내려온 혈액을 다시 심장으로 올려주기 때문이죠. 따라서 면역력을 높이는 데에도 막대한 영향을 끼치는 근육입니다. 종아리 근육을 단련해보겠습니다.

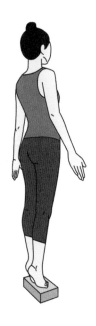

1.  벽을 짚고 책 위에 올라섭니다.

2.  내쉬는 숨에 까치발을 들고 숨을 마시며 내려옵니다.

3.  10~20회 반복해 3세트를 진행합니다.

4.  한쪽 다리를 뒤로 접어 한 다리로도 진행합니다.

5.  10~20회 반복 후 반대쪽 다리도 진행합니다. 3세트 반복합니다.

# 굳어지는 목 관리하기

목과 어깨가 굳어 있는 분들 많죠? 이러면 근육과 근막의 움직임도 제한됩니다. 오늘은 근막 이완에 도움이 되는 '롤핑 기법'으로 목을 관리해보겠습니다.

당연한 이야기지만, 너무 강하게 꼬집 것은 좋지 않습니다. 너무 강하게 꼬집는 것이 아닌 잡았다가 놓는다는 느낌으로 목을 관리해보세요.

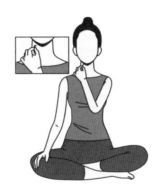

1. 귀밑의 근막을 잡고 3~5초간 있습니다.
2. 조금 더 밑으로 내려가면서 쇄골 윗부분까지 목을 뜯어줍니다.
3. 마찬가지로 옆쪽과 뒤쪽도 뜯어줍니다.
4. 얼음찜질을 해주면 회복에 더 도움이 됩니다.

# 두통을 예방하는 스트레칭

두통의 원인에 따라 다양한 스트레칭을 진행할 수 있는데요. 의사나 전문가와 상의한 후 적절한 스트레칭을 선택하는 것이 좋습니다. 먼저, 두통을 유발할 수 있는 근육으로 흉쇄유돌근과 승모근이 있습니다. 이들 근육은 10번 뇌신경이 지배하고 있는데요. 따라서 이 근육이 약해지거나 굳어지면 두통이 나타나기도 합니다. 그럼 흉쇄유돌근과 승모근을 이완하는 방법에 관해 배워봅시다.

### 흉쇄유돌근 스트레칭

1. 양손을 포개어 좌측 쇄골 안쪽과 목 중앙의 움푹 파인 부분을 부드럽게 압박합니다. 너무 세게 누를 필요는 없으며 피부가 밀리지 않도록 부드럽게 고정하는 느낌으로 압박합니다.
2. 고개를 뒤로 젖힌 후 우측으로 돌려 통증이 있기 전까지의 범위만큼 목을 움직입니다.
3. 속으로 20초를 세며 다시 원위치로 돌아옵니다. 5회 반복합니다.

### 상부승모근 스트레칭

1. 의자에 앉은 다음 오른손으로 목과 머리가 이어지는 부분을 잡아줍니다.
2. 고개를 왼쪽으로 돌리고 오른손을 당겨 목이 기운 상태로 고정합니다.
3. 왼쪽 팔꿈치를 구부려 외회전시켜줍니다.
4. 왼쪽 견갑골을 올리면서 숨을 들이마시고 내리면서 호흡합니다.
5. 승모근이 당기기 시작하면 등을 뒤로 말아줍니다.
6. 3회 반복하고 손을 바꿔 반대도 똑같이 진행합니다.

# 체온을 올리는 스트레칭

목과 어깨의 통증은 컴퓨터와 스마트폰에 장시간 노출되는 현대인에게 흔히 나타나는 증상 중 하나입니다. 요가의 쟁기 자세는 목과 어깨의 뭉친 근육을 이완시키고 척추를 강화해줄 뿐 아니라 소화를 도와 신진대사를 활발히 하는 데 효과적입니다. 게다가 체지방을 감소시키고 근력을 늘려주기 때문에 다이어트에도 도움이 됩니다. 건강한 몸을 만드는 데 탁월한 쟁기 자세로 체온을 올려봅시다.

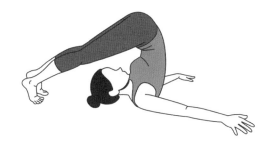

1. 바닥에 누워 두 다리를 모으고 손은 엉덩이 아래에 둡니다.
2. 숨을 마시며 반동 없이 두 다리를 천장 쪽으로 들어올립니다. 숨을 내쉬며 머리 뒤로 넘겨 발끝이 바닥에 닿도록 놓아둡니다. 발끝이 바닥에 닿지 않는다면 무리해서 넘기지 않습니다.
3. 천천히 호흡하며 1분간 자세를 유지합니다.
4. 숨을 내쉬며 몸통이 쿵 떨어지지 않게 척추 마디마디를 바닥에 붙이며 천천히 내려놓습니다. 어깨가 과하게 말리지 않도록 주의합니다. 동작 시 양손으로 허리를 받치고 목이나 허리에 무리가 되지 않을 만큼만 유지하는 것이 좋습니다.

# V라인 만드는 마사지

지인과 맛있는 저녁에 술까지 마시다 보면 아침에 일어났을 때 달덩이 같은 얼굴을 마주하게 됩니다. 술과 함께 먹는 음식들은 대부분이 염분이 있어서 얼굴이 붓는 건 시간 문제입니다. 잦아진 술 약속들도 얼굴이 부었다면 이 마사지를 해보세요. 숨어 있던 V라인을 되찾을 수 있습니다.

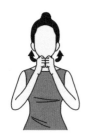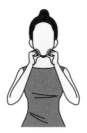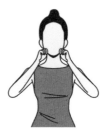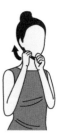

1. 거울 보고 앉은 상태에서 손을 깨끗이 씻어 준비합니다.
2. 양손 엄지손가락으로 턱 아래 중앙부터 시작해서 귀를 따라 올라가며 압박하듯 마사지합니다.
3. 한 손으로는 턱을 고정하고 반대쪽 손으로는 엄지와 검지를 이용해 피부를 턱에서부터 귀로 쓸어 올리면서 10회 정도 반복하고 반대쪽도 진행합니다.
4. 양손으로 10회 진행합니다.

# 두통을 줄이는 두피 마사지

긴장성 두통은 현대인이라면 누구나 경험하는 통증 중 하나입니다. 평소에 스트레스와 업무량으로 긴장이 계속되면서 이러한 통증이 발생하는데 머리, 목, 눈까지 부위가 다양합니다. 그중에서 측두근은 두통과 연관이 아주 깊습니다. 지금부터 측두근과 두피 근막을 푸는 방법까지 배워보겠습니다.

1. 귀 위쪽을 원을 그리듯 20초간 마사지합니다.
2. 조금 더 뒤쪽으로 이동해서 20초간 원을 그립니다.
3. 1번에서 앞쪽으로 이동해 20초간 원을 그립니다.
4. 두피 전체를 손가락으로 잡고 앞뒤로 움직여줍니다.

# 손의 혈자리

체했을 때 손을 따거나 손가락 특정 부위를 바늘로 찔러본 적 있나요? 흔히들 손바닥, 발바닥에는 전신이 다 있다고 말합니다. 아픈 부위에 따라 손바닥에 눌러야 하는 위치가 다른데요. 무작정 주무르고 누르고 하는 것보다는 혈자리라고 하는 부분을 정확하게 마사지하면 더욱 좋습니다. 손 마사지 부위와 방법 알려드릴게요. 볼펜을 준비하시고 따라오세요!

1.  간의 기능이 떨어질 때 첫 번째 손가락 끝을 눌러보세요.

2.  심장의 기능이 떨어진다고 느낄 때 두 번째 손가락 끝과 손바닥의 중간을 눌러보세요.

3.  속이 쓰리다면 위의 기능을 높일 수 있는 세 번째 손가락 끝을 눌러보세요.

4.  폐의 기능이 떨어질 때 네 번째 손가락 끝을 눌러보세요.

5.  기관지가 좋지 않다면 세 번째 손가락의 첫 번째 마디를 눌러보세요.

6.  심장의 기능이 떨어질 때 세 번째 손가락 접히는 관절 부분을 눌러보세요.

7.  스트레스가 심할 때 손등 전체와 손가락 사이사이를 마사지합니다.

8.  허리가 아플 때 세 번째 손가락을 따라 손등까지 내려가면서 마사지합니다.

# 발의 부기를 빼는 마사지

발에는 많은 혈관과 신경이 세밀하게 분포합니다. 우리 몸의 장기나 근육에 상태에 따라 발에도 통증이 나타납니다. 이렇듯 발을 잘 관리하면 관련 있는 신체 다른 부위의 통증이 줄어들 수 있습니다. 발 마사지로 발 자체의 부기와 노폐물뿐만 아니라 전신을 관리하는 효과를 얻을 수 있겠죠? 지금부터 발 마사지 방법을 알려드릴게요.

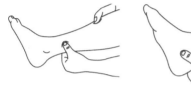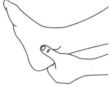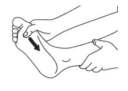

1. 복숭아뼈에서 4cm 정도 위를 눌러주세요.
2. 복숭아뼈에서 4cm 정도 아래를 눌러주세요.
3. 엄지발가락 뼈가 끝나는 지점부터 발바닥의 아치 중간까지를 직선 방향으로 풀어주세요.
4. 발바닥에서 가장 움푹 들어간 부분을 눌러주세요.
5. 두 번째 발가락 관절이 끝나는 지점부터 바깥으로 눌러주세요.
6. 발뒤꿈치 뼈 중앙을 눌러주세요.
7. 발뒤꿈치 뼈를 따라 종아리 쪽으로 올라가면서 아킬레스건이 끝나는 지점을 눌러주세요.

# 마음 정리 요가

나무 자세는 땅에 뿌리를 내려 단단히 서 있는 나무를 형상화한 동작
입니다. 어려운 동작은 아니지만 인내심과 집중력 그리고 균형 감각이
요구됩니다. 힘들었던 하루를 마무리하며 나무 자세를 해보세요.

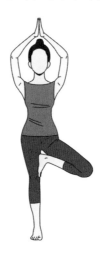

1.  다리를 모은 상태로 양손을 골반 위에 얹고 반듯하게 섭니다.
2.  왼쪽 발바닥을 허벅지 안쪽까지 최대한 높게 붙이고 무릎을 바깥
    으로 열어줍니다. 균형을 잡기 어렵다면 발바닥 위치를 무릎 안쪽
    이나 발목 안쪽으로 내립니다.
3.  중심이 잡히면 가슴 앞에서 손바닥을 마주댑니다.
4.  숨을 내쉬며 위로 손을 뻗습니다.
5.  시선은 정면을 응시하고 천천히 호흡하며 30초간 자세를 유지합니다.
6.  손을 골반에 얹고 천천히 다리를 내려 제자리로 돌아옵니다.

# 손발이 차가울 때

날씨가 추워지면 손발이 차가워지는 것이 고민인 분들 많으시죠? 흔히 수족냉증이라고 들어보셨을 텐데요. 우리나라에서는 인구 12% 정도가 수족냉증을 호소한다는 통계자료가 있을 정도로 흔한 증상입니다. 겨울에는 그 증상이 더욱 심해집니다. 특히 혈액순환이 되지 않는 사람은 수족냉증에 더욱 취약합니다. 따뜻한 혈액이 손과 발 등 신체의 가장 바깥쪽에 해당하는 부분들에 공급이 안 되면서 더욱 냉기를 느끼게 되죠. 또 호르몬 변화가 급격한 중년 여성들에게 빈번하게 나타나며 스트레스를 많이 받는 분들에게도 나타납니다.

수족냉증의 증상으로는 소화불량, 두통, 안면 홍조, 현기증, 오한, 손발 떨림, 긴장감 등이 있습니다. 이러한 증상들을 예방하기 위해 수족냉증 및 혈액순환에 도움이 되는 운동을 알려드릴게요. 외출했을 때 손과 발을 따뜻하게 유지하고 전신 스트레칭을 함께 해준다면 더욱 좋겠죠?

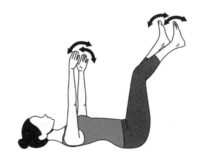

1. 천장을 보고 바로 누우세요.
2. 두 팔을 나란히 위로 뻗으세요.
3. 두 다리도 나란히 위로 뻗으세요.
4. 동시에 팔다리를 흔들며 털어주세요.
5. 15초간 진행하고 휴식하세요.

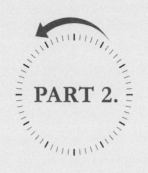

# PART 2.

# 몸의 시계를
# 거꾸로 돌리는
# 근력 운동법

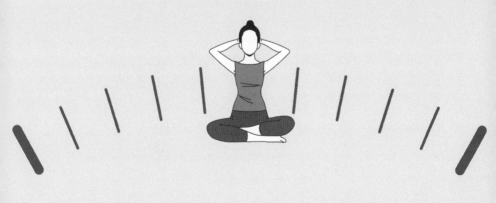

# 통증을 줄여주는 어깨 운동

어깨 통증을 감소시키고 관절의 가동 범위를 넓히는 운동을 알려드리겠습니다.

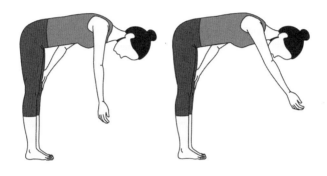

1. 허리를 아래로 숙인 자세를 취합니다.
2. 아픈 팔에 힘을 완전히 빼고 아래로 쭉 늘어트립니다.
3. 팔을 전후, 좌우, 시계 방향, 반시계 방향으로 움직입니다.
4. 운동을 반복하면서 움직이는 범위를 넓혀줍니다.
5. 1분간 2세트 진행합니다.

✖**주의사항** 날개뼈가 뒤로 밀리거나 움직이지 않도록 합니다. 물병이나 가벼운 무게의 아령을 들고 진행해도 좋습니다.

# 전거근 강화 운동

전거근이라는 근육은 약해지면 날개뼈가 뒤로 튀어나오는, 익상 견갑이 생깁니다. 익상 견갑은 안정적으로 등에 있어야 할 견갑골이 어떤 근육의 문제로 위로 뜨는 증상입니다. 전거근은 날개뼈 안쪽에서 시작해 흉곽인 날개뼈를 이어주는 근육입니다. 어깨의 안정성을 담당해주는 근육 중 하나로, 복서들이 자주 사용한다 해서 복싱 근육이라고도 부릅니다. 이번에 알려드리는 전거근 강화 운동은 청소하면서도 할 수 있으니 수시로 해주세요.

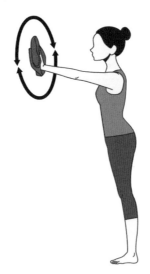

1. 먼저 벽이나 바닥을 닦을 걸레를 준비합니다.
2. 몸은 고정하고 팔을 벽 또는 바닥으로 밀어줍니다.
3. 그 상태에서 원을 10번 그려줍니다.
4. 반대 방향으로도 돌려줍니다.

✱주의사항 벽을 밀면서 어깨를 돌려줘야 하고, 몸이 움직이면 안 됩니다.

# 원 그리기 운동

어깨를 원 그리듯 움직여주면 근육의 긴장도가 떨어지고 어깨 관절이
부드러워집니다.

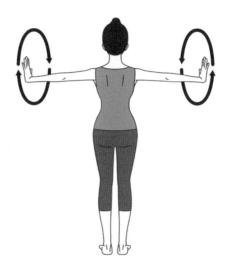

1. 양팔을 옆으로 뻗습니다.

2. 손목을 굽히고 손바닥을 펴서 옆을 향하게 합니다.

3. 원을 그리듯이 팔을 앞에서 뒤로 돌립니다.

4. 15회 진행합니다.

5. 방향을 반대로 해 뒤에서 앞쪽으로 팔을 돌립니다.

6. 15회 진행합니다.

7. 위의 순서대로 3세트 반복해서 운동합니다.

# 걸으면서 할 수 있는 동적 스트레칭

걷기는 훌륭한 운동 중 하나입니다. 여기서 동작 하나 더 추가한다면 재미까지 더해지는 그야말로 금상첨화가 아닐까요?

스트레칭에는 3가지가 있습니다. 정적 스트레칭, 동적 스트레칭, PNF 스트레칭입니다. 이중에서 걸으면서 할 수 있는 어깨 동적 스트레칭을 진행해보겠습니다. 어깨를 크게 돌림으로써 어깨 가동성을 높이고 신체 활동량을 늘리며 오십견까지 예방할 수 있습니다. 다만 빠르게 돌리는 건 추천하지 않습니다.

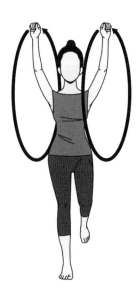

1. 어깨를 크게 천천히 돌리면서 30초간 걷습니다.

2. 30초 후에 반대쪽도 돌립니다.

3. 산책하는 동안 2~3세트 반복합니다.

# 내 어깨는 얼마나 건강할까?

어깨는 우리 몸에서 회전이 가능한 곳이죠. 가장 크게 회전할 수 있는 관절이면서 복잡하고 불안정한 관절이라고 할 수 있습니다. 자주 사용하는 만큼 질환에 노출될 수 있기에 관심과 주의가 필요합니다.

어깨에 발생하는 질환들은 다양합니다. 어깨 관절 탈구, 회전근개 파열, 관절와순 파열, 충돌증후군, 유착성 관절낭염 등 매우 다양한데, 이런 질환으로부터 건강한 어깨를 지키기 위해서는 어깨 관절의 상태를 파악하는 것이 중요합니다. 3가지 테스트로 어깨 건강을 파악해봅시다.

### 굴곡 범위 테스트

선 상태에서 주먹을 쥐고 팔꿈치를 편 상태에서 팔을 위로 최대한 올려봅니다. 정상적인 가동 범위는 180도입니다. 양팔이 비슷한지 확인해봅니다. 한쪽이 잘 올라가지 않는다면 염증이 있을 수도 있고, 회전근개 질환을 의심해볼 수 있습니다.

### 외전 테스트

차렷한 상태에서 손바닥을 정면으로 둡니다. 그 상태에서 팔을 옆으로 벌리며 양팔이 귀에 가깝게 닿을 수 있는지 확인해보세요.

### 뒷짐 테스트

주먹을 쥐고 엄지손가락을 편 상태에서 뒷짐을 진 후 올라갈 수 있는 범위까지 올려 양쪽 높이를 비교합니다. 이때 엄지손가락은 척추 가운데로 갈 수 있도록 합니다.

# 강한 어깨 만들기 1

오십견이라 알고 있는 유착성 관절낭염은 관절액이 줄어들고 관절액을 둘러싸고 있는 관절 주머니에 유착이 생겨 발생하는 어깨 염증 질환입니다. 어깨가 경직된 상태에서 움직이면 걸리는 느낌이 들고, 소리가 나기도 하고 통증이 동반되는 경우가 많습니다. 팔을 올릴 때 아프거나 어깨 관절을 둥글게 덮고 있는 삼각근 주변이 불편할 수 있습니다. 잠을 자는 도중에는 골격근 활성도가 떨어지면서 더 아프기도 합니다. 이런 다양한 증상을 보이는 오십견을 진단받았다면 스트레칭을 더욱 자주 해줘야 합니다.

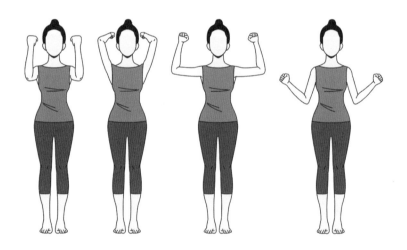

1.  앉거나 선 상태에서 주먹을 쥐고 팔꿈치를 90도 구부려줍니다.

2.  팔꿈치로 큰 원을 그려준다고 생각하고 원을 그려줍니다.

3.  10회 2세트 반복합니다.

# 강한 어깨 만들기 2

속옷을 착용하기 위해 혹은 등을 긁기 위해 팔을 뒤로 넘기려고 했을 때 어깨 통증 때문에 팔이 잘 넘어가지 않는 분들은 이 동작에 집중해 보세요. 어깨 내회전이 제한되고 날개뼈가 잘 모이지 않으면 팔이 뒤로 잘 넘어가지 않습니다. 이렇게 팔이 잘 넘어가지 않을 때 하면 좋은 스트레칭을 배워봅시다.

1. 어깨 가동성이 떨어진 팔을 허리에 뒷짐지듯 올려둡니다.
2. 반대 손으로 뒷짐 진 팔꿈치를 잡은 후 앞쪽으로 지긋이 당겨줍니다.
3. 10~15초간 유지 3세트 실시합니다.

**✖주의사항** 스트레칭 시 어깨가 올라가지 않게 주의하며 늘어나는 느낌을 느낄 정도로만 실시합니다.

# 강한 어깨 만들기 3

어깨에서 '으드득' '뚝뚝' 뭔가 걸리는 듯한 소리가 나는 경험을 해본 적 있을 것입니다. 다치지도 않았는데 소리가 나는 이유는 무엇일까요? 소리의 원인에는 여러 가지가 있는데요. 날개뼈 주변 근육들이 긴장된 경우, 근막들이 마찰하면서 소리가 나는 경우, 위팔뼈(어깨에서 팔꿈치까지 이어지는 긴 뼈) 머리 부분과 관절 부분의 연골이 손상된 경우, 힘줄이 손상되거나 충돌되는 경우 등이 있습니다. 그럼 지금부터 어깨에 좋은 동작들에 관해 알아봅시다.

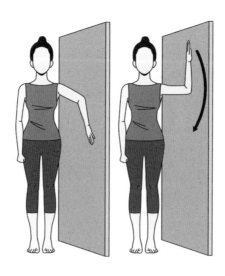

1.  팔을 90도 구부려 벽에 붙입니다.

2.  팔꿈치를 고정하고 시계 초침처럼 위아래로 움직여줍니다.

3.  10회 2세트 반복합니다.

✖**주의사항** 어깨의 통증이 있다면 팔꿈치 고정 각도를 어깨보다 내려서 진행합니다.

# 강한 어깨 만들기 4

어깨 관절의 움직임을 만드는 근육 중 대표적인 4가지를 회전근개 근육이라고 말합니다. 회전근개가 손상되면 어깨를 움직일 때 가동 범위에 제한이 생기는데요. 재활을 하지 않으면 관절이 굳어져서 움직임에 더욱 어려움이 생기고 근육도 약해집니다. 통증 때문에 근력 운동이나 움직임이 큰 동작은 할 수가 없다고요? 이럴 때 할 수 있는 어깨 재활 운동을 알려드릴게요. 등척성 운동이라 해서 고정된 저항에 대해 근섬유의 길이가 변화하지 않고 정적인 근수축을 일으키는 것을 말해요. 예를 들면 벽을 수직 방향으로 미는 상황 같은 거요. 그럼 운동을 시작해볼까요?

**등척성 운동 어깨 외회전**

1. 문이나 벽 앞에 서주세요.
2. 손등을 벽에 대고 시선은 정면을 바라보세요.
3. 손등으로 벽을 밀어내는 힘을 주며 어깨를 바깥으로 회전해보세요.
4. 상체가 돌아가지 않도록 하세요.
5. 10초 유지하고 힘을 빼세요.

**등척성 운동 어깨 내회전**

1. 문이나 벽 앞에 서주세요.
2. 손바닥을 벽에 대고 시선은 정면을 바라보세요.
3. 손바닥으로 벽을 밀어내는 힘을 주며 어깨를 안쪽으로 회전하려고 해보세요.
4. 상체가 돌아가지 않도록 하세요.
5. 10초 유지하고 힘을 빼세요.

# 근린공원 기구를 사용해 어깨 강화하기

근린공원 기구를 응용해 상체를 운동하는 방법에 관해서 알려드리고자 합니다. 바로 어깨 돌리기라는 운동기구인데요. 이 운동기구로 오십견이나 어깨 통증을 예방할 수 있습니다. 만약 부상으로 어깨 통증이나 오십견이 있는 분들의 경우 통증이 더 심해질 수 있어서 추천하지는 않습니다.

천천히 동작을 진행해야만 속근육인 회전근개를 움직이고 단련할 수 있습니다. 원을 그리면서 계속 천천히 하다 보면 어깨 안쪽에 뻐근한 느낌이 들 수 있습니다. 그렇다면 운동 성공입니다.

### 기본

1. 양손으로 핸들의 손잡이를 잡아줍니다.
2. 양 팔꿈치가 굽혀지지 않도록 천천히 돌려주세요.
3. 팔이 90도 정도 올라갔으면 돌려줍니다. 단, 상체가 돌아가지 않도록 주의합니다.
4. 왕복 20번씩 양쪽 모두 진행합니다. 팔에 너무 힘을 주며 돌리기보다는 어깨와 날개뼈가 자연스럽게 움직일 정도만 천천히 해주세요.

### 응용

1. 한 손으로 핸들을 잡고 한 발자국 뒤에서 준비합니다.
2. 한 손으로 돌림판을 크게 천천히 돌려주세요. 몸이 따라 돌아가지 않도록 주의합니다.
3. 몸은 가운데 고정하고 팔과 날개뼈만의 움직임으로 회전판을 돌려주세요. 팔꿈치가 살짝 굽혀져도 괜찮습니다.
4. 20번씩 양쪽 똑같이 수행해주세요.

# 팔뚝 살이 빠지는 운동

여름을 대비해 팔뚝 살을 빼봅시다. 알다시피 팔뚝 살은 많은 여성분이 고민하는 부위 중 한 곳인데요. 여성분들의 경우 팔 근육량이 적고 지방세포가 많아서 팔뚝이 고민인 분들이 많죠. 방법은 간단합니다. 지방을 근육으로 만들어줘야 해요.

팔뚝 살은 건강에 직접적인 문제를 일으키진 않지만, 자신감의 문제로 이어질 수 있습니다. 팔뚝 살을 빼는 방법은 생활습관을 개선하고 근육 운동과 유산소 운동을 함께하는 것입니다. 팔뚝 살을 제거하고 근력을 강화하기 위해 엎드려 팔굽혀펴기 운동을 해보는 건 어떨까요?

몸을 바꾸기 위해서는 올바르게 운동하고 생활습관을 개선해야 합니다. 너무 과하게 운동하지 않는 것도 중요합니다. 행동만큼 빠르게 목표를 이룰 수 있는 건 없습니다. 지금 바로 엎드려 팔굽혀펴기를 해보면서 목표를 이뤄보자고요.

1. 바닥에 엎드려서 손을 어깨 아래에 놓습니다.

2. 손을 바닥에 붙입니다.

3. 손으로 바닥을 밀면서 머리부터 몸통 그리고 배꼽 순서대로 들어 올립니다.

4. 숨을 내쉬면서 배꼽, 몸통, 머리 순서대로 바닥에 천천히 닿게 합니다. 이때 팔뚝의 힘을 빼지 않습니다. 긴장감을 놓치지 않는 것이 중요합니다.

5. 5~8회 2세트 반복합니다.

# 아령을 사용한 손목 운동

손목은 일상생활에서 가장 많이 쓰이는 관절입니다. 그만큼 통증이 발생하기 쉽고 관절이 노화될 수 있어 잘 관리해야 합니다. 손목을 튼튼하게 만드는 근력 운동을 시작해보겠습니다.

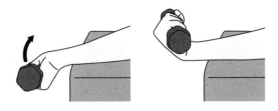

1. 1kg 무게가 있는 아령을 준비하세요.

2. 책상에 팔을 대주세요.

3. 손목을 젖히는 부분에서 2cm 아래 지점이 책상 밖으로 나오게 하세요.

4. 손바닥이 위로 오게 한 상태에서 아령을 쥐세요.

5. 손목을 천천히 몸쪽으로 구부리세요.

6. 둥글게 만다는 느낌으로 진행합니다.

7. 천천히 힘을 빼면서 원래 상태로 돌아옵니다.

8. 10회 반복해서 진행합니다.

✖**주의사항** 아령이 없다면 물병을 이용해보세요. 손목을 굽힐 때 팔이 책상에서 떨어지지 않아야 합니다. 팔꿈치가 움직이지 않아야 합니다. 손목을 굽힐 때 한쪽으로 손이 기울어지지 않도록 주의하세요.

# 상부 복근 만들기 1

오늘은 탄탄한 복근을 만들기 위한 운동을 소개합니다. 복부를 크게 상복부, 하복부로 나누는데요. 지금부터 할 동작은 상복부를 자극하는 운동입니다. 필라테스의 'AB Prep'이라는 동작인데요. 윗몸 일으키기 혹은 크런치와 비슷합니다.

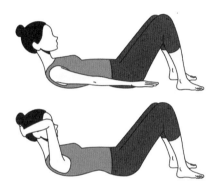

1. 바닥에 누워서 무릎은 접어 세우고 양손은 밑으로 쭉 뻗어줍니다.
2. 숨을 내쉬며 상체의 절반만 올라오겠습니다.
3. 목이 아프다면 머리 뒤로 깍지껴서 머리를 손으로 받쳐줍니다.
4. 10회 2세트 진행합니다.

# 상부 복근 만들기 2

상부 복근 만들기 두 번째 동작입니다. 앞에서 한 운동보다 조금 더 힘들지만 아주 추천하는 동작이니 미루지 말고 따라 해보세요. '하프 롤백'이라는 동작으로 말 그대로 몸의 절반을 둥글게 말아서 뒤로 내려가는 운동입니다.

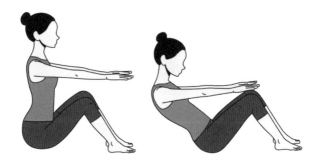

1.  무릎을 접어 세우고 허리도 세워서 앉은 자세로 준비합니다.
2.  양팔은 앞으로 뻗어주시고 골반부터 뒤로 기울여줍니다.
3.  골반이 뒤로 기울었으면 허리부터 차례로 바닥에 내려둡니다.
4.  골반 뒤를 만져보면 평평하다고 느껴지는 '천골'이라는 곳이 있는데 천골이 닿을 때까지 내려가서 10초 멈추겠습니다.
5.  다시 둥글게 몸을 말아 시작 자세로 올라오겠습니다.
6.  10회 2세트 반복합니다.

# 하부 복근 만들기 1

하부 복근을 강화하는 운동을 해보겠습니다. 쉽게 생각해서 하복부는 아랫배 부분이라고 생각하면 되는데요. 아랫배가 고민인 분들 많으시죠? 맘에 들지 않는 아랫배를 조금 더 탄력 있게 만드는 방법이니까 지금부터 집중합시다.

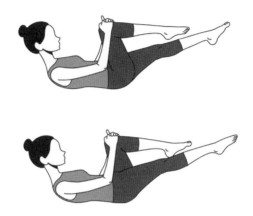

1. 누워서 두 다리를 뻗고 준비합니다.
2. 팔은 앞으로 뻗고 상체를 절반만 세웁니다. 단, 목에 통증이 느껴지면 상체를 다시 내려놓습니다.
3. 이때 오른쪽 다리를 접어 가슴으로 끌고 와서 양손으로 무릎을 감싸줍니다.
4. 숨을 짧게 내쉬며 다리를 바꿔가며 진행합니다.
5. 10회 2세트 반복합니다.

# 하부 복근 만들기 2

복근 시리즈의 마지막 동작입니다. 이 동작도 앞의 동작과 같이 하부 복근에 조금 더 집중한 것인데요. '마운틴 클라이머'라는 아주 유명한 동작입니다. 말 그대로 산을 오르는 동작을 하는 운동입니다. 앞의 동작과 비슷하니 가벼운 마음으로 시작해서 탄력 있는 복근을 만들어보자고요.

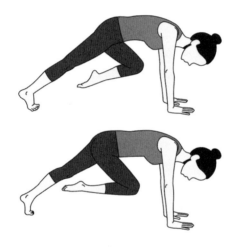

1. 팔굽혀펴기 자세를 취합니다. 단, 손을 짚는 동작이 힘들 경우 가구를 이용해 팔꿈치를 지지해봅니다.
2. 내쉬는 숨에 왼쪽 무릎을 가슴 가까이 당겨옵니다.
3. 짧게 숨을 내쉬며 다리를 바꿔 가슴으로 끌고 오기를 반복합니다.

# 전면 복부 강화 운동

복부 운동이 좋다는 건 다들 알고 계실 겁니다. '복부 운동'이라고 하면 많은 사람이 크런치 동작만을 떠올리는데요. 크런치뿐만 아니라 아주 많은 복부 운동들이 있습니다. 그중에서 전면 복부 강화 운동을 배워봅시다.

'롤 업 & 롤 다운'이라는 필라테스 동작으로 척추 마디마디를 사용할 뿐만 아니라 복부를 강화할 수 있는 아주 좋은 동작입니다. 다만, 디스크가 있는 분들은 주의해야 합니다.

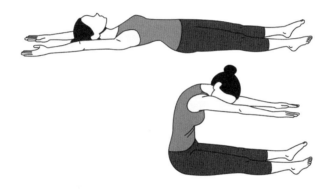

1. 누워서 팔을 머리 위로 들어줍니다.
2. 팔을 내리면서 천천히 머리부터 바닥에서 들어서 둥글게 올라오겠습니다.
3. 척추 마디마디의 움직임을 느끼며 끝까지 올라오겠습니다.
4. 다시 몸을 둥글게 말아 내려갑니다.

# 측면 복부 강화 운동

측면 복부 강화 운동을 해보겠습니다. 필라테스의 사이드 밴드라는 동작입니다. 많은 분이 전면 복부 운동보다 측면 복부 운동을 더 힘들어합니다. 하지만 하고 나면 옆구리가 바로 달라지기 때문에 힘든 동작이지만 너무 좋은 운동이라 꼭 따라 해보길 추천합니다.

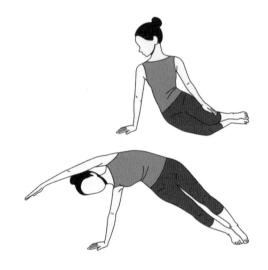

1. 무릎을 접어 옆으로 앉습니다.
2. 한 팔로 바닥을 짚고 엉덩이를 들어올립니다. 이때 어깨 밑에 손이 있어야 합니다.
3. 머리부터 발까지 위에서 보면 하나의 선이 될 수 있도록 합니다.
4. 골반을 더 위로 올리며 위에 있는 팔을 머리 방향으로 길게 뻗어서 아치 모양을 만듭니다.
5. 그 자세로 5초 버티고 내려옵니다.
6. 10회 반복합니다.

# 뱃살이 빠지는 운동

뱃살을 빼는 가장 좋은 운동은 바로 플랭크입니다. 플랭크는 복부 근육 전체를 자극하는 동작입니다. 몸의 균형 감각과 자세가 좋아지고 요통에도 효과적입니다. 게다가 어깨에도 도움이 되는 동작이어서 정확한 방법으로 운동할 경우 견갑골에도 좋습니다.

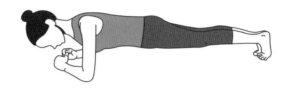

1. 팔꿈치를 90도 굽히고 팔로 삼각형 모양을 만들어 바닥에 밀착시킵니다. 이때 어깨 바로 아래에 팔꿈치를 두세요.

2. 발끝을 당기고 뒤꿈치를 서로 붙입니다. 뒤꿈치를 붙이면서 둔근 쪽에도 자극을 줍니다.

3. 복부에 힘을 주고 몸을 일직선으로 유지하면서 호흡을 편안하게 해주세요. 숨쉬기 편하진 않을 겁니다. 그래도 노력합니다.

4. 20초 3세트 유지하고 점차 시간을 늘리면서 운동합니다.

# 폼롤러를 이용한 코어 필라테스 1

장요근이라는 근육을 들어보셨나요? 장요근은 허리와 골반을 연결하는 근육이며 요골반의 안정과 자세 교정에 중요한 역할을 하죠. 많은 요통의 원인으로도 알려진 근육입니다. 현대인들은 오랜 시간 앉아 있거나 모니터나 스마트폰을 보느라 몸이 앞으로 굽는데요. 이러한 자세에서 짧아지는 주요 근육입니다. 폼롤러를 이용해 운동 전에 장요근을 스트레칭하는 방법에 관해 알아볼게요.

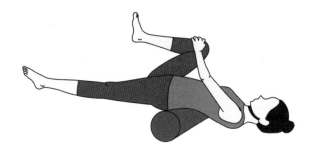

1.  폼롤러를 골반 밑에 두고 천장을 보고 눕습니다.
2.  한쪽 다리를 접어 몸쪽으로 끌어당깁니다.
3.  반대쪽 다리는 무릎을 펴서 고정합니다.
4.  멈춘 상태에서 10초간 진행합니다.
5.  반대쪽을 진행하면서 2세트 반복합니다.

# 폼롤러를 이용한 코어 필라테스 2

앞에서 장요근 스트레칭을 배워보았죠? 스트레칭을 했다면 이제 운동을 해야겠죠? 통증을 줄이기 위해서는 간단합니다. 먼저, 짧아지거나 늘어난 근육을 스트레칭이나 마사지를 통해 활성화합니다. 그런 다음 그 부위의 근육을 단련하는 근력 강화 운동을 합니다. 주변 근육을 강화하면 통증 부위의 부담이 줄어듭니다. 스트레칭과 운동을 병행하면 웬만한 허리 통증은 잡을 수 있습니다. 구체적인 목표를 세우고 꾸준히 운동하면 남들보다 더 느리고 건강하게 나이 들 수 있습니다.

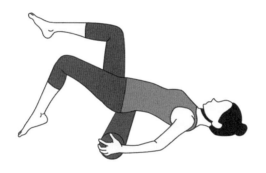

1.   다리를 산 모양으로 세우고 천장을 보고 매트 위에 눕습니다.

2.   두 다리로 지탱하며 엉덩이를 들어 폼롤러를 허리와 엉덩이 사이 평평한 부분에 놓습니다. 단, 허리가 꺾인다는 느낌이 들지 않게 해주세요.

3.   다리를 하나씩 ㄱ자 모양으로 만듭니다.

4.   골반의 움직임 없이 한 다리씩 천천히 뻗으면서 매트에 발끝을 올려둡니다.

5.   한 다리가 다시 원위치로 올라온 후 반대도 같은 방법으로 진행합니다.

# 폼롤러를 이용한 코어 필라테스 3

오늘은 필라테스 브리지 동작을 설명해드릴게요. 이 동작은 척추 마디 마디를 더 잘 느낄 수 있어서 척추 건강에 큰 도움이 됩니다. 척추 분절이라고도 말하는데요. 말 그대로 척추뼈를 하나씩 분절한다는 느낌으로 진행하는 동작입니다.

폼롤러를 세로로 사용하는 동작이라 어려울 수 있습니다. 각 동작은 천천히 하고, 균형을 잃지 않도록 주의합니다. 호흡은 자연스럽게 유지하며, 동작마다 척추뼈의 마디마디를 느끼며 움직여봅시다.

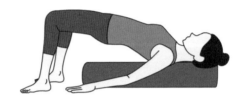

1. 폼롤러를 세로로 세워 바닥에 놓고 몸 전체(정수리부터 꼬리뼈까지)를 폼롤러 위에 놓고 눕습니다.

2. 무릎을 산 모양으로 만들어 발바닥은 바닥에 붙입니다. 손은 바닥을 향해 꾹 눌러주고 엉덩이를 위로 들어올립니다.

3. 5초 버틴 후 천천히 숨을 마시고 내쉬면서 등의 윗부분부터 척추를 하나씩 아래로 내려놓습니다.

4. 10회 2세트 반복합니다.

# 허리 강화 코어 운동 1

많은 분이 통증을 호소하는 곳이 바로 목과 허리죠. 그중에서도 허리 통증에 도움이 되는 허리 강화 운동을 배워봅시다. 허리를 강화하기 위해선 코어 운동을 많이 하는데요. 이어서 총 3가지의 허리 강화 코어 운동을 알려드리니 잊지 말고 매일 따라 해보길 바랍니다.

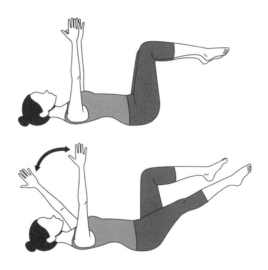

1.  누워서 팔을 앞으로 뻗고, 다리를 직각으로 듭니다.

2.  허리가 바닥에서 뜨지 않도록 배에 계속 힘을 줍니다.

3.  천천히 왼팔을 머리 위로, 오른 다리는 밑으로 동시에 뻗습니다.

4.  다시 돌아와서 반대 팔과 다리도 반복합니다.

✖**주의사항** 허리가 아프지 않은 범위에서만 진행합니다. 팔과 다리를 동시에 뻗는 게 힘 들다면 둘 중 하나만 먼저 시도합니다.

# 허리 강화 코어 운동 2

이 동작은 어렵지 않지만 코어가 약한 사람에게는 힘들 수 있습니다.
처음부터 무리하지 말고 몸에 맞게 운동하기 바랍니다.

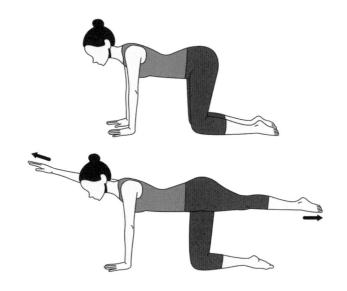

1.  네발 기기 자세로 엎드립니다. 이때 어깨 밑에 손목, 골반 밑에 무릎을 둡니다.

2.  허리가 꺾이지 않도록 복부의 긴장 상태를 유지합니다.

3.  오른팔은 머리 쪽으로, 왼 다리는 뒤로 뻗어서 버텨줍니다.

4.  자세가 무너지지 않게 5초 버티고 돌아와 반대 팔과 다리를 뻗어서 반복합니다.

✖ **주의사항**  허리가 아프지 않은 범위에서만 진행합니다. 팔과 다리를 동시에 뻗는 게 힘들다면 둘 중 하나만 먼저 시도합니다.

# 허리 강화 코어 운동 3

허리 강화 코어 운동의 마지막. 세 번째 동작 사이드 플랭크를 해보겠습니다. 기본적인 플랭크 자세만 하다 보니 전면에는 자극이 가지만 측면에는 자극이 가지 않는 경우가 많습니다. 그래서 다른 운동보다 더 힘들게 느껴질 수 있습니다.

코어 강화에 꼭 필요한 운동이니 포기하지 말고 짧게라도 도전해보세요. 이 동작으로 나의 코어 상태를 파악할 수 있습니다.

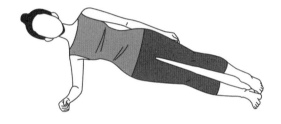

1. 바닥에 팔꿈치를 구부린 상태로 팔을 세워서 옆으로 눕습니다.

2. 머리부터 발끝까지 일직선으로 유지합니다.

3. 처음에는 10초를 버텨보고, 그다음 20초, 30초씩 시간을 늘리며 버텨줍니다.

# 함께하는 코어 운동

코어란 우리 몸의 중심부에 위치해 몸통을 안정적으로 만들고 팔과 다리에 힘을 전달하는 역할을 하는 근육입니다. 대표적으로 복횡근, 내복사근, 외복사근, 복직근, 횡경막, 골반기저근이 있습니다. 코어를 강화하면 자세가 좋아지고 균형 감각이 향상됩니다. 게다가 허리가 다치는 것을 막을 수도 있고요. 다이어트에도 크게 도움이 되니 코어 운동을 하지 않을 이유가 없겠죠?

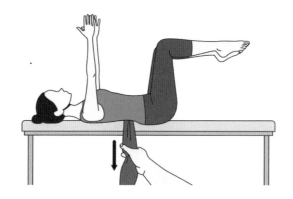

1. 밴드나 수건을 이용해서 2명이 진행합니다.

2. 시행자는 허리 밑에 밴드를 깔고 천장을 보고 눕습니다.

3. 양팔을 위로 뻗고 양다리를 들어올리고 무릎은 90도를 유지합니다.

4. 파트너는 허리 아래의 밴드나 수건을 당겨줍니다.

5. 시행자는 밴드가 빠지지 않도록 힘을 주어 허리를 바닥으로 밀착합니다.

6. 20초간 유지하고 역할을 서로 바꿔 시행합니다.

✖ **주의사항** 시행자는 허리가 바닥에서 뜨지 않도록 진행합니다. 배꼽을 바닥으로 누른다고 생각하고 코어에 힘을 주세요.

# 근린공원 기구를 사용해 허리 강화하기

리

지금부터 근린공원 기구를 사용해 허리를 강화해보자고요. 먼저 허리 돌리기라는 운동기구에 관해 알아봅시다. 허리 돌리기는 회전하는 동그란 판 위에 올라가서 좌우로 허리를 움직이는 운동기구입니다. 사용하기 쉽고 허리에 시원한 느낌을 주기 때문에 사람들이 즐겨 찾는 운동기구죠. 하지만 세게 돌리거나 장난을 치면서 과하게 움직이면 허리 관절에 무리가 갈 수 있습니다.

1. 두 손으로 손잡이를 잡은 후 양발을 동그란 판 위에 올립니다.
2. 허리를 펴줍니다.
3. 아랫배에 힘을 주고 30도 정도만 하체를 돌려줍니다. 그 이상의 각도로 허리를 회전하고 싶다면 상체도 같이 회전해야 합니다.
4. 10회 2세트 진행해주세요.

# 몸의 옆선 늘리기

오늘은 몸의 옆선을 늘리는 동작입니다. 스트레칭 동작이기 때문에 가볍게 따라 할 수 있을 거예요. 탄탄한 옆구리 라인을 위해서 지금 알려드리는 동작을 따라 해주세요.

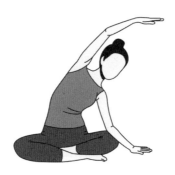

1.   양반다리를 하고 등을 펴서 앉아주세요.

2.   왼손은 엉덩이 옆의 바닥을 짚고 오른팔은 머리 위로 들어주세요.

3.   왼쪽으로 옆구리를 접어서 내려가서 10초 유지할게요.

4.   2세트 반복합니다.

# 몸의 뒷선 늘리기

'바디라인'이라고 하면 떠오르는 게 바로 뒤태입니다. 뒤태가 예뻤으면 좋겠는데 어떤 동작을 하면 좋을지 고민이라면 지금 알려드리는 스완 동작을 따라 해보세요. 척주기립근부터 등 근육과 엉덩이 근육까지 사용하는 동작으로 뒤태를 예쁘게 만들어줍니다.

게다가 현대인이라면 피할 수 없는 '굽은 등'은 뒤태를 망치는 주범인데요. 이 동작은 굽은 등에도 아주 효과적입니다. 그럼 지금 따라 해볼게요.

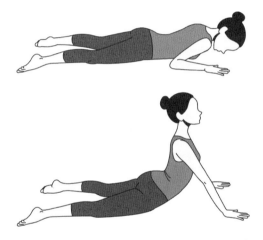

1. 엎드려서 준비합니다.

2. 양손을 가슴 옆에 W 모양으로 둡니다.

3. 팔꿈치를 펴면서 상체를 올립니다. 이때, 복부와 엉덩이 근육에 힘을 주어 허리를 보호합니다.

4. 다시 천천히 팔꿈치 접어 내려옵니다.

5. 10회 2세트 반복합니다.

# 중부 승모근 강화 운동

중부 승모근이라는 단어를 들어보셨나요? 생소하시죠? 보통 알고 있는 승모근은 위에 자리한 상부 승모근입니다. 그곳도 중요하지만, 어깨 통증에는 중부 승모근의 역할도 정말 중요합니다. 중부 승모근은 상부 승모근 아래에 자리한 근육으로 등 근육이라고 생각하면 이해하기 쉽습니다. 등 근육인 중부 승모근이 약해지면 몸이 앞쪽으로 기울고, 어깨가 둥그렇게 말리면서 어깨 통증이 생길 수 있습니다. 중부 승모근을 강화해야 어깨가 아프지 않아요.

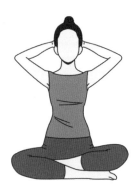

1. 앉은 자세에서 손을 깍지 끼고 뒤통수에 올려둡니다.

2. 숨을 내뱉으면서 팔을 뒤로 보냅니다.

3. 원상태로 돌아옵니다.

4. 10회 2세트 반복합니다.

**✖ 주의사항** 어깨에 힘이 들어가지 않도록 합니다.

# 태극기 그리기 운동

태극기를 그려본 적 있으신가요? 저 역시 아주 오래전에 그려본 것 같아요. 제대로 그릴 수 있다는 장담도 못 할 것 같아 이번 계기로 다시 찾아보고 공부했습니다. 태극기를 숙지할 수 있는 운동을 하면 좋지 않을까 싶어 개발했습니다. 자 지금부터 허리 통증도 예방하면서 태극기도 숙지할 수 있는 태극기 엉덩이 운동을 진행해보겠습니다.

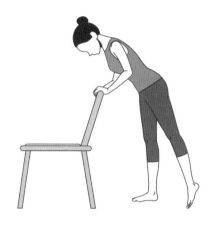

1. 상체는 살짝 숙인 상태에서 한 다리를 들고 엉덩이로 원을 그립니다.
2. 엉덩이를 위에서 밑으로 내리고 다시 위로 올리고 아래에서 동작이 끝날 수 있도록 합니다.
3. 대각선 사선 위로 뻗은 후 3줄(건)을 그려줍니다.
4. 대각선 반대쪽 아래로 다리를 뻗은 후 짧은 6줄(곤)을 그려줍니다.
5. 긴 1줄과 짧은 2줄(감)을 그려줍니다.
6. 긴 2줄, 짧은 1줄(리)을 그려줍니다.
7. 마지막으로 네모를 그리며 마무리합니다.

# TV 보면서 할 수 있는 운동

여러분은 TV를 볼 때 어떤 자세로 보나요? 소파에 앉아서? 옆으로 누워서? 엎드려 누워서? 개인마다 편한 자세로 보겠죠? 운동이 귀찮으신 분들 주목하세요. 지금부터 재미있게 TV 보면서 할 수 있는 엉덩이 운동을 알려드리겠습니다.

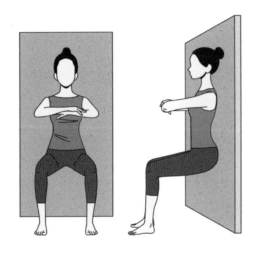

1.  양발을 어깨너비로 벌리고 벽 앞에 머리와 등을 기대어 섭니다.
2.  벽에 상체를 붙인 채, 한 발자국 앞으로 딛고 허벅지가 바닥과 평행할 때까지 벽을 따라 아래로 내려갑니다.
3.  엉덩이와 허벅지에 힘을 주고 20초간 유지합니다.
4.  처음 상태로 돌아오고 동작을 2~3회 반복합니다.

✖**주의사항** 처음에는 20초 정도 유지하고 점차 시간을 늘려가며 진행합니다. 시선은 정면을 보고 어깨와 등이 벽에서 떨어지지 않도록 합니다.

# 틈틈이 할 수 있는 엉덩이 운동

평소에 운동을 잘 하지 않는다면 일상생활에서 틈틈이 할 수 있는 운동을 알려드리겠습니다. 허리 통증을 잡기 위해서는 엉덩이 운동이 필요합니다! 그래서 지금부터 짧은 시간 안에 엉덩이를 불태우는 운동을 해보겠습니다.

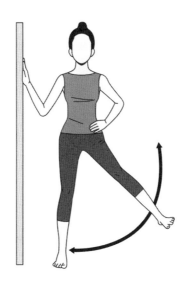

1.  벽을 잡고 서서 반대쪽 다리를 90도로 들어줍니다.

2.  옆으로 내리면서 바닥에 발가락을 찍어줍니다.

3.  다시 뒤쪽 사선을 찍어줍니다.

4.  2개가 1회로 총 10회 반복합니다. 이때 허리가 꺾이지 않도록 주의합니다.

# 대퇴직근, 햄스트링 스트레칭

코로나가 잠잠해지자 실내에서 하는 스포츠보다 야외에서 할 수 있는 운동을 즐기는 분들이 많아졌죠? 특히 등산은 척추나 관절에 무리가 갈 수 있는 운동이기에 등산하기 전과 후에 스트레칭을 꼭 해줘야 합니다. 등산 후 보통 하지에 통증을 느끼는 경우가 많은데요. 하지에 나타나는 통증을 예방하기 위해 할 수 있는 대퇴직근, 햄스트링 스트레칭을 배워봅시다.

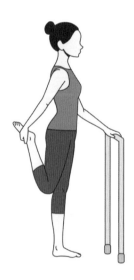

**대퇴직근 스트레칭**

1. 난간을 손으로 잡고 서서 준비합니다.
2. 스트레칭을 하는 다리를 뒤쪽으로 접어 발등을 잡아주며 허벅지 앞쪽을 늘려줍니다. 15~20초간 자세를 유지합니다. 이때 허리가 젖히지 않게 주의합니다.

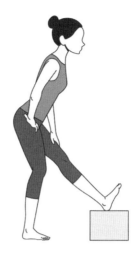

**햄스트링 스트레칭**

1. 서서 난간이나 턱에 다리를 올려둡니다.

2. 뒷다리는 무릎을 살짝 구부린 후 스트레칭하는 다리의 무릎을 펴
   주면서 약간 뒤로 앉는 자세를 15~20초간 유지합니다. 허벅지 뒤
   쪽이 늘어나는 느낌을 느끼면서 스트레칭을 합니다.

# 허벅지 살이 빠지는 운동

허벅지 살을 빼는 데 최고로 효과적인 와이드 스쿼트에 관해 배워봅시다. 와이드 스쿼트는 하체 대표 운동인 스쿼트의 변형 동작입니다. 말 그대로 다리를 조금 더 와이드(넓게)하게 벌리고 하는 스쿼트 운동입니다. 안쪽 허벅지를 강화하고, 코어와 복부 근육도 함께 단련할 수 있습니다. 방법은 매우 간단합니다.

1.  선 자세에서 발을 어깨너비보다 넓게 벌리고, 발끝은 바깥쪽으로 틀어줍니다.
2.  가슴은 곧게 펴고, 상체는 꼿꼿하게, 복부에 힘이 빠지지 않도록 주의합니다.
3.  허벅지가 바닥과 평행이 되도록 앉습니다. 무릎의 방향은 발바닥과 동일합니다.
4.  하체와 코어에 힘을 주고 천천히 일어나면서 반복합니다.
5.  20회 3~4세트 반복합니다.

✖ **주의사항** 앉을 때나 일어설 때 무릎이 안쪽으로 모이거나 밖으로 벌어지지 않게 주의해야 합니다. 무릎의 위치와 발끝의 방향이 같아야 하며, 무릎이 흐트러지지 않아야 합니다.

# 강한 무릎을 위한 근력 운동

무릎 통증이 있어서 스쿼트를 실시했는데 무릎이 더 아파졌다면 그 운동이 본인에게 맞지 않은 운동일 수 있습니다. 오늘 배울 운동은 난도가 낮으면서 누구나 따라 할 수 있는 동작입니다. 허벅지 앞쪽인 대퇴사두근을 강화해서 강한 무릎을 만들어보겠습니다.

같은 동작이지만 위치와 방향을 바꿔서 진행한다면 근육의 성장에 더 도움을 줄 수 있습니다. 만약 운동할 때 너무 쉽게 느껴진다면 밴드로 발목을 묶어서 해도 좋습니다. 이 운동이 어렵다면 개수를 줄여서 해도 됩니다. 운동은 결코 힘들게 한다고 해서 좋은 게 아닙니다. 내 몸에 맞게 하는 것이 중요하다는 점을 잊지 마세요.

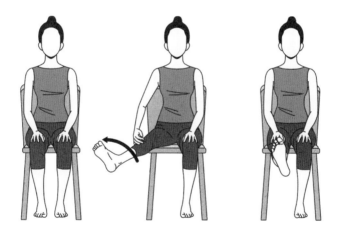

1. 의자에 앉은 상태에서 먼저 무릎을 그대로 펴줍니다.
2. 다리를 바깥쪽으로 빼고 무릎을 펴줍니다.
3. 마지막으로 다리를 안쪽으로 모으고 무릎을 펴줍니다.
4. 10회씩 2세트 진행합니다.

# 밖에 나가기 싫을 때 집에서 하는 상체 운동

어깨나 목이 아픈 분들의 대부분은 어깨뼈가 틀어져 있거나 비정상적으로 움직이는 경우입니다. 이때 중요한 건 전거근이라는 근육입니다. 필라테스나 요가를 해봤다면 한 번은 들어봤을 거예요. "귀랑 어깨를 멀리! 어깨 내려주세요!" 바로 그 움직임을 만드는 근육이 바로 전거근입니다. 루프 밴드로 집에서 간단하게 따라 할 수 있는 전거근 운동을 진행해보겠습니다.

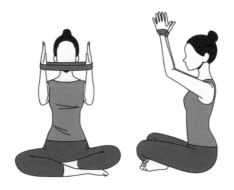

1.  앉은 자세에서 어깨가 아프지 않은 분들은 손목에, 어깨가 아픈 분들은 팔꿈치 쪽에 밴드를 끼워줍니다.
2.  손은 어깨보다 약간 벌어지게 11자 모양을 만듭니다.
3.  손이랑 팔꿈치를 보이지 않는 벽에 위아래로 슬라이딩하듯이 반복합니다.
4.  15번씩 3세트 진행합니다.

✖ **주의사항** 어깨가 아프다면 아프지 않은 선에서만 운동을 진행해주세요. 루프 밴드가 없다고요? 맨손으로 해도 됩니다. 꾸준히 이 동작을 하면 우리도 모르게 좋아진 상체 움직임을 느낄 수 있을 겁니다.

# 폭식으로 찐 뱃살 빼는 상체 운동

폭식을 피하기란 쉽지 않죠? 맛있는 음식을 덜 먹는 일은 너무 힘듭니다. 여느 때와 같이 폭식하고 후회하는 분들이 많이 계실 텐데요. 괜찮습니다. 이런 날도 있어야죠. 대신 폭식으로 뱃살이 늘어날 것 같을 때이 운동을 하면 더는 폭식하고 싶지 않은 마음이 들 수도 있어요. 오늘은 상체 운동을 해보겠습니다.

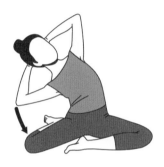

1.  양손 머리 뒤로 깍지를 끼고 다리를 ㄱㄴ 모양(오른발 뒤)으로 앉아줍니다.
2.  오른쪽 팔꿈치와 오른 무릎이 닿는다고 생각하고 옆으로 내려갑니다.
3.  다시 올라와서 내려가기를 반복합니다.
4.  10회 2세트 반복합니다.

# 밖에 나가기 싫을 때 집에서 하는 하체 운동

만약 걸을 때 골반이 많이 흔들린다면 중둔근이 약해졌을 가능성이 큽니다. 중둔근이 약해지면 척추가 불안정해지면서 허리가 아플 수 있습니다. 중둔근은 허벅지 뼈의 외회전과 내회전에 관여하며 골반의 안정화에 중요한 역할을 합니다. 또한 중둔근은 신체 근육 중 큰 근육에 속하며 하체 근육이자 상반신과 하반신을 연결하는 코어 근육으로, 허리 힘의 원천이라 말할 수 있습니다. 오늘은 허리 통증을 예방하고 올바르게 걸을 수 있도록 돕는 중둔근 운동을 알아보도록 하겠습니다.

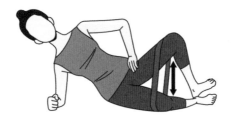

1.  허벅지에 밴드를 걸고 옆으로 누워줍니다.
2.  몸통에 움직임 없이 무릎과 무릎 사이를 최대한 멀어지게 합니다.
3.  15번씩 3세트 진행하고 천천히 움직입니다.

✖주의사항  엉덩이가 뒤로 빠지지 않게 합니다. 맨몸으로 해도 좋습니다.

# 설거지하면서 하체 근력 운동

바쁜 집안일을 정신없이 하다 보면 따로 운동할 시간을 내기가 참 어렵죠. 비싼 돈과 긴 시간을 들이지 않아도 집에 있는 도구들을 활용해 얼마든지 건강을 지킬 수 있습니다. 아침, 점심, 저녁으로 해야 하는 설거지, 그사이에 할 수 있는 틈새 다리 운동으로 하체 근력을 길러봅시다.

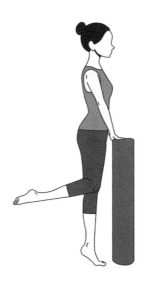

1. 싱크대를 잡고 무릎을 뒤로 접어 오른쪽 다리를 들어줍니다.

2. 내쉬는 숨에 왼쪽 발뒤꿈치를 높게 들어 까치발 자세를 만듭니다.

3. 마시며 내려오고 10회를 반복한 뒤 반대쪽도 진행하고 3세트를 기본으로 하여 차츰 횟수를 늘려줍니다. 동작 시 발목이 꺾이지 않게 주의합니다.

# 하루 500칼로리 태우는 하체 운동

다이어트에 꾸준한 운동과 식단이 중요하다는 것은 누구나 알고 있지만 이를 꾸준히 하기가 쉽지 않죠. 약속이 생길 수도 있고 다이어트 기간에 보상을 주는 치팅데이를 가질 수도 있어요. 그럴 때 후회하는 게아니라 그만큼 더 움직여야겠다고 생각해보는 것이 어떨까요? 그런 날을 위해 칼로리 소모가 높은 하체 운동을 소개할게요.

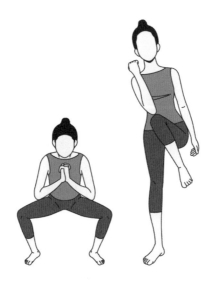

1.   골반 너비로 다리를 벌려주고 서서 준비합니다.

2.   깊게 앉으며 스쿼트를 진행합니다.

3.   일어나면서 오른쪽 팔꿈치와 왼쪽 무릎을 교차해서 닿게 합니다.

4.   다시 스쿼트를 진행합니다.

5.   반대로 왼쪽 팔꿈치와 오른쪽 무릎이 닿게 반복합니다.

6.   30초간 2번 진행합니다.

# 스쿼트 함께하기

신체에 활력을 주는 운동을 부부, 연인, 주변 사람들과 함께하면 어떨까요? 전신 운동의 대표인 스쿼트를 제대로 배워보고 함께해봅시다.

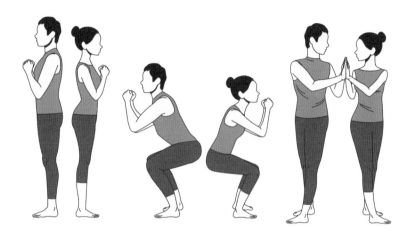

1. 발을 어깨보다 넓게 벌립니다.
2. 서로의 등을 대고 서서 스쿼트를 1회 진행합니다.
3. 일어서면서 옆구리에 힘을 주고 몸통을 비틀어 서로의 얼굴을 마주 보고 박수를 칩니다. 다시 정면을 보고 스쿼트 동작을 진행합니다.
4. 총 10회 반복합니다.

# 밖에 나가기 싫을 때 집에서 하는 전신 운동

고관절은 어디에 있을까요? 바로 몸의 중심부에 있죠. 중심부에 있어서 이곳에 문제가 생기면 많은 근골격계 통증이 발생합니다. 특히나 고관절은 허리의 안정성을 책임지는 곳이죠. 현대인들은 오래 앉아서 하루를 보내기 때문에 고관절을 잘 움직이지 않습니다. 자연스럽게 고관절의 움직임이 제한됩니다. 허리 통증을 잡기 위해서는 고관절을 꼭 부드럽게 만들어야 합니다. 지금 배울 힙 힌지(Hip hinge) 동작은 고관절의 움직임을 부드럽게 하고 우리 몸의 후면 근육을 강화해줍니다.

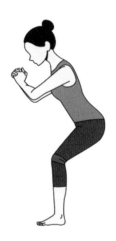

1.   다리를 어깨너비로 벌리고 허벅지에 루프 밴드를 걸어줍니다.

2.   무릎을 살짝 구부리고 고정합니다.

3.   엉덩이를 최대한 뒤로 빼면서 상체를 숙여줍니다.

4.   15개씩 3세트 천천히 진행합니다. 온몸이 금방 뜨끈해지는 전신 운동의 효과를 볼 수 있습니다.

✖주의사항  발가락이 바닥에서 떨어지면 안 됩니다.

# 전신 근력 운동

근력 운동과 유산소 운동의 효과를 동시에 얻을 수 있는 동작을 알려 드리겠습니다. '사이드 크런치'라는 동작인데 단어 그대로 크런치 동작을 옆으로 하는 것입니다. 본인의 체중과 신체로만 운동하는 것이기에 때문에 도구가 필요 없고 어디서나 쉽게 할 수 있습니다.

이 운동을 하면 전신 근육이 활성화되고, 체지방이 줄어들고, 옆구리와 복부에 있는 지방도 줄어듭니다. 심폐 지구력이 향상되는 건 덤이고요. 사이드 크런치 동작으로 건강한 몸을 만들어볼까요?

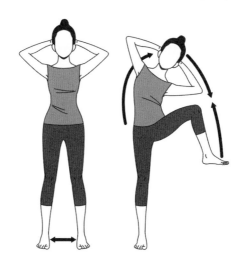

1. 바로 서서 다리를 골반 너비만큼 벌려줍니다.
2. 양손으로 머리 뒤를 잡고 상체를 옆으로 기울이면서 다리를 들어 올립니다.
3. 팔꿈치와 무릎이 가까워지도록 기울입니다.
4. 기울인 상태에서 2초 정도 유지하고 돌아옵니다.
5. 20회씩 3세트 반복해서 진행합니다.

# 코어를 강화하는 전신 크런치 운동

코어 근육의 중요성은 더는 말하지 않아도 되겠죠? 오늘은 코어를 강화하는 전신 크런치 운동에 관해 알려드릴게요.

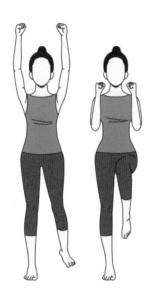

1. 양팔을 위로 올리고 한쪽 다리를 뒤로 보내고 섭니다.

2. 팔꿈치를 굽히며 양팔을 몸의 중앙으로 가져오고 뒤로 뻗은 다리의 무릎을 굽히면서 복부 쪽으로 끌어당깁니다.

3. 팔꿈치와 무릎이 최대한 가까워집니다. 2초 정도 자세를 유지합니다.

4. 1번 동작으로 돌아갑니다.

5. 복부에 힘을 느끼며 반복해서 동작을 진행합니다.

6. 10회 2세트 반복합니다.

✖ **주의사항** 다리를 뒤로 뻗을 때 허리가 꺾이지 않도록 합니다. 버티는 쪽 하체에 힘을 주어 중심을 잡으세요. 더 강한 저항을 주고 싶다면 양손에 물병, 덤벨 등을 쥐고 운동하세요.

# 함께하는 균형 잡기

균형 능력에 좋은 운동을 재미있게 게임 형태로 해보는 건 어떨까요? 손뼉치기 운동인데요. 이 운동을 하면 균형을 잡는 데 도움이 될 뿐만 아니라 민첩성, 협응력이 좋아집니다. 게다가 코어가 잡히는 것은 물론, 발목에도 좋습니다. 중둔근과 고관절에도 긍정적인 영향을 미칩니다.

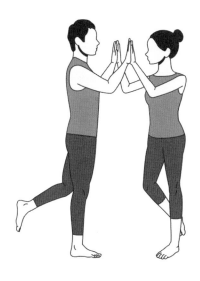

1.  두 사람이 20cm 정도 간격을 두고 마주섭니다.

2.  서로 손바닥을 대고 발은 11자 형태로 만듭니다.

3.  심판이 제시하는 방향의 발을 들어 바닥에서 띄웁니다.

4.  심판이 제시하는 숫자만큼 서로의 손뼉을 마주칩니다.

5.  코어와 하체에 힘을 주어 균형을 잡도록 노력합니다.

6.  발이 바닥에서 떨어지거나 몸통이 흔들리는 사람이 패배한 것으로 간주합니다.

# 전신 강화를 위한 스탠딩 크리스 크로스

전신 강화를 위한 최고의 선택, 스탠딩 크리스 크로스. 오늘은 이름만 귀여운 러브핸들(옆구리살)을 제거하는 필라테스 동작을 함께 알아보겠습니다. 이 동작은 옆구리 근육인 외복사근과 내복사근을 사용해서 군살을 빼고 예쁜 허리 라인을 잡아줍니다.

러브핸들은 복부와 옆구리에 지방이 쌓이는 복부비만의 일종으로 지방과 노폐물이 쌓이며 혈액순환을 방해하고 성인병의 원인이 되기도 합니다. 아시다시피 미용에도 좋지 않기 때문에 미리 관리하거나 적절한 식이요법과 운동으로 없애는 것이 좋습니다.

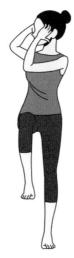

1.  바닥에 서서 양손으로 머리를 감싸고 다리는 골반보다 조금 넓게 벌려줍니다.
2.  상체를 틀어 왼쪽 팔꿈치와 오른쪽 무릎이 닿게 합니다.
3.  반대 방향도 똑같이 30초 3세트 진행합니다. 상체와 하체를 동시에 움직이고 자세를 유지하는 데 집중합니다.

# 하루 500칼로리 태우는 전신 운동

오늘은 칼로리 소비가 높은 전신 운동을 소개하겠습니다. 이 동작은 필라테스의 꽃이라 불리는 티저(Teaser)와 헌드레드(Hundred)라는 동작이 합쳐진 것입니다. 필라테스의 꽃이라니 어떤 동작일지 상상이 가나요? 자! 지금부터 천천히 설명을 해보겠습니다.

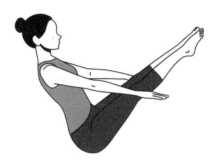

1. 누워서 준비합니다.

2. 상체와 하체를 동시에 바닥에서 들어올립니다. 힘들다면 처음부터 이 자세를 만들어서 시작합니다.

3. 그 상태를 유지하면서 팔을 앞으로 뻗어서 10cm 정도 위아래로 움직입니다. 이때, 5초간 숨을 마시고 5초간 내쉽니다. 초당 한 번 팔을 움직일게요.

4. 5초 마시고 5초 내쉬면 10초인데요. 그걸 10번 총 100초간 진행하겠습니다.

5. 천천히 상체와 하체가 벌어지면서 다시 누워줍니다.

# 허공 줄다리기

체육대회나 단체 행사에서 빠지지 않는 놀이죠! 줄다리기입니다. 여러분도 줄다리기 놀이를 해본 적 있을 텐데요. 줄다리기 운동을 하고 나면 팔부터 다리까지 전신의 힘이 쭉 빠집니다. 그만큼 많은 에너지와 전신 근육을 다 사용하는 동작이기 때문입니다. 줄다리기 동작을 이용한 전신 운동을 알려드릴게요.

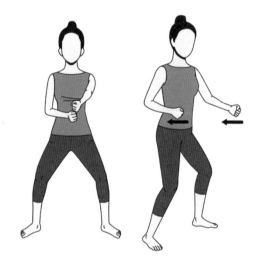

1. 선 자세에서 가볍게 주먹 쥐고 팔을 앞으로 뻗어줍니다.

2. 무릎을 약간 굽히고 엉덩이를 아래로 내리고 줄다리기를 하듯 손을 몸쪽으로 당겨줍니다.

3. 상체를 가볍게 좌우로 움직입니다.

4. 무릎을 굽힌 것을 유지한 채, 줄다리기 동작을 20회 반복합니다.

✖주의사항 줄다리기를 하듯 손을 번갈아가며 진행하세요. 몸통이 뒤로 기울거나 앞으로 굽혀지지 않게 허리는 일자를 유지합니다. 하프 스쿼트 자세가 되도록 무릎을 약간만 굽혀줍니다. 저항을 더 주고 싶다면 덤벨 등 무게가 있는 물건을 손에 쥐고 운동하세요.

# 널뛰기 동작

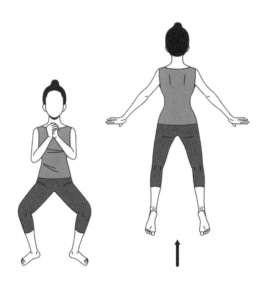

어렸을 때 해봤던 널뛰기를 기억하시나요? 널빤지 양쪽 끝에 한 사람씩 올라서서 뛰어올랐다가 발을 구르면 상대방은 그 반동으로 뛰어오릅니다. 널뛰기란 이렇게 번갈아 두 사람이 뛰어올랐다가 발을 굴렀다하는 놀이입니다. 이 동작은 하체 힘을 많이 쓰고 전신 운동에 효과적입니다. 흔히 아는 스쿼트 동작을 뛰면서 한다고 생각하면 쉽습니다.

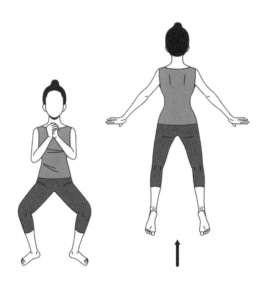

1. 다리를 골반 너비보다 약간 넓게 벌리고 섭니다.

2. 양발은 11자 모양보다 살짝 바깥으로 벌어지게 합니다.

3. 고관절을 굽히며 엉덩이를 아래로 내리세요.

4. 발바닥에 힘을 주고 위로 뛰면서 상체를 폅니다.

5. 제자리 점프한 후, 다시 고관절을 구부리며 스쿼트를 합니다.

6. 빠르게 반복해서 진행합니다.

7. 쉬지 않고 10회 이상 반복 운동하세요. 총 3세트 진행합니다.

# 버피테스트 챌린지

무산소와 유산소 운동이 가능한 버피테스트는 단시간에 많은 양의 에너지를 소모할 수 있는 전신 운동으로 잘 알려져 있습니다. 근력을 늘리고 지방을 줄이며 심폐기능을 향상하는 데 매우 효과적인 운동입니다. 하루 5분만 투자해 건강하고 탄탄한 몸을 만들어봅시다!

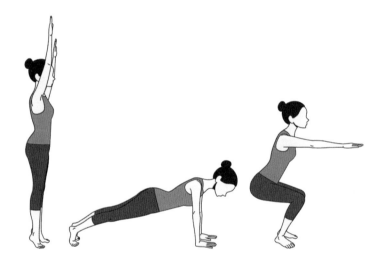

1. 다리를 골반 너비로 벌리고 바르게 섭니다.
2. 허리를 숙이는 것이 아닌 스쿼트 자세로 내려가 손으로 바닥을 짚으며 팔굽혀펴기 자세를 만듭니다.
3. 어깨나 엉덩이가 솟거나 허리가 내려가지 않게 주의합니다.
4. 복부의 힘으로 다리를 당겨옵니다. 스쿼트 자세를 유지하며 일어납니다.
5. 15회 2세트 반복합니다.

# 스쿼트 챌린지

스쿼트는 다양한 매체에 노출되며 남녀노소 많은 사람이 알고 있는 대중적인 운동입니다. 전신 운동으로 혈액순환을 돕고 체중 감량이나 허벅지와 엉덩이, 등, 하체의 근력을 강화해줍니다. 게다가 특별한 장비나 시간, 공간의 제약 없이 언제 어디에서나 쉽게 할 수 있다는 장점이 있습니다. 단시간에 다이어트 효과를 바란다면 오늘부터 당장 스쿼트를 시작해봅시다.

1. 다리를 어깨너비만큼 벌려 발끝이 살짝 바깥 방향을 향하게 합니다. 허리를 곧게 세우고 바르게 섭니다.
2. 어깨에 힘을 빼고 팔을 앞으로 뻗어 복부에 힘을 줍니다.
3. 마시는 호흡에 엉덩이를 뒤로 빼며 무릎을 굽힙니다. 이때 목, 등과 허리까지 일직선이 되도록 유지합니다.
4. 발바닥에 골고루 체중을 분산시켜 무릎이 벌어지지 않도록 합니다. 3초간 유지하고 내쉬는 숨에 발뒤꿈치로 바닥을 밀면서 일어나 제자리로 돌아옵니다.
5. 10개씩 3세트 진행합니다.

# 철봉을 사용한 전신 운동

오늘은 근린공원에서 할 수 있는 철봉 사용법에 관해서 알아보도록 하겠습니다. 철봉을 다들 많이 어려워하는데요. 그렇지 않습니다. 혹시 네거티브 철봉 운동에 관해 들어봤나요? 네거티브(Negative) 운동법이란 힘의 방향과 이동 방향이 반대일 때를 의미합니다. 몸을 올리는 철봉 운동을 포지티브(Positive) 운동법, 내릴 때를 네거티브 운동법이라 합니다.

네거티브 운동의 장점부터 설명해보겠습니다. 첫째, 근육의 성장에 더 도움이 됩니다. 둘째, 부상 위험이 적습니다. 셋째, 균형을 잡아주고 바른 자세에도 도움이 됩니다. 그럼 이제 철봉을 네거티브 운동법으로 하는 방법을 배워봅시다.

1. 점프해서 올라갈 수 있는 높이의 철봉을 찾습니다.
2. 손을 어깨너비보다 조금 넓게 벌리고 그 상태로 철봉을 잡고 점프해서 올라갑니다.
3. 가슴과 쇄골을 펴는 느낌을 유지하며 최대한 천천히 내려옵니다.

# 하늘 걷기 이용한 전신 운동

하늘을 걷는 느낌은 어떨까요? 오늘 배울 운동기구는 근린공원에 있는 하늘 걷기라는 운동기구입니다. 다양하게 불리기 때문에 명칭이 생소할 수도 있지만, 생김새는 익숙할 거 같네요. 하늘 걷기 운동기구의 특징과 효과는 다음과 같습니다.

첫째, 코어를 강화해 몸의 균형 감각에 좋습니다. 유산소 운동도 가능하고요. 둘째, 무릎에 부담을 덜어 무릎관절에 무리가 가지 않습니다. 셋째, 하체가 유연해지고 심폐 지구력에도 좋습니다. 넷째, 엉덩이와 허리 부위를 강화해서 허리 통증에도 효과적입니다. 이러한 모든 장점을 경험하려면 운동법을 정확히 익혀야겠죠?

1. 양손을 어깨너비로 벌리고 손잡이를 살포시 잡아주세요.
2. 기구의 좌우 발판에 다리를 딛고 올라갑니다.
3. 아랫배에 힘을 주면서 편안하게 호흡하고 균형을 잡아보세요.
4. 좌우로 엉덩이가 빠지지 않게 허벅지 안쪽에 힘을 줍니다.
5. 조금씩 보행하듯이 움직여줍니다.
6. 상체의 움직임은 손잡이를 잡고 멈춰줍니다.

응용법도 알려드릴게요. 무릎을 강화하는 운동법인데요. 똑바로 선 자세에서 양쪽 무릎을 살짝 굽히고 발을 밀어줍니다. 앞쪽 허벅지 근육이 강화되면 무릎을 보호하는 힘이 생깁니다. 이 운동은 우리가 잘 아는 앞쪽 허벅지인 대퇴사두근을 발달시켜주는데요. 이때 주의해야 할 점은 무릎 안쪽이나 바깥쪽으로 무너지지 않도록 발 방향으로 무릎을 굽혀주세요.

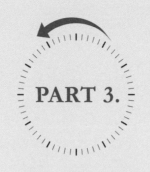

# PART 3.

# 통증을
# 빠르게 없애주는
# 부위별 운동법

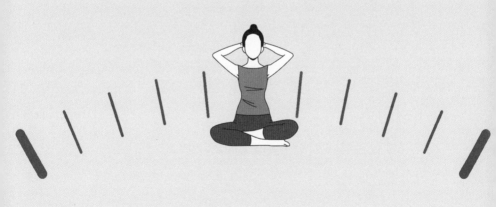

# 턱 근육 마사지

턱에도 디스크가 있는 거 아시나요? 디스크 하면 당연히 허리나 목을 생각하는데요. 머리뼈와 아래턱뼈가 만나는 곳에도 디스크가 있습니다. 디스크는 턱관절의 충격을 흡수하고 뼈와 뼈가 부딪히는 마찰을 막아 자연스럽게 입을 벌리고 닫을 수 있도록 합니다. 잘못된 생활습관 등으로 턱관절을 과도하게 사용하면 디스크에 무리가 오면서 염증이 생기거나 턱관절이 자기 위치를 벗어나 탈구 증상이 나타납니다. 입 벌릴 때 '딱딱' 소리가 난다면 디스크 이탈을 의심할 수 있습니다. 이 경우 입을 벌리고 다물 때 덜컹거리며 부자연스럽고 불편합니다. 턱관절 주변이 뻐근하고 아프며 턱관절뿐 아니라 목, 어깨, 머리까지 뻣뻣하고 두통이 생길 수 있습니다. 게다가 현기증, 이명, 눈물, 지각마비 등의 증상도 나타날 수 있어서 턱 관리는 필수입니다. 오늘은 턱관절에 좋은 턱 근육 마사지를 배워보겠습니다.

1. 어금니를 다물었을 때 힘이 들어가는 부위를 주먹 쥔 손의 마디로 꾹꾹 눌러줍니다.
2. 양 주먹을 돌리며 턱 근육 전체를 천천히 마사지합니다.
3. 귀 뒤쪽의 움푹 들어간 부분을 중지로 지그시 눌러준 상태에서 입을 벌렸다 오므려보세요. 천천히 10번 반복합니다.

# 턱관절 테스트

턱관절 장애는 정형적 불안정(턱관절이 힘을 제대로 받지 못하는 상태), 부정교합, 심부 통증, 외상 및 근육의 과활성 등 다양한 요소들로 발생합니다. 그 원인이 복잡한 질환으로 알려져 있습니다. 턱관절 장애의 주요 증상으로는 저작근 및 턱관절 주변 부위의 통증, 하악골의 운동 범위 감소와 관절 잡음 등이 있으며, 턱관절의 구조적인 이상은 관절 형태 이상, 관절 유착, 아탈구 등 다양합니다.

턱관절의 움직임 검사는 이동 범위, 근력, 근육의 조절 등을 확인하며, 입을 여닫는 동작, 턱을 좌우로 움직이는 동작 등으로 평가할 수 있습니다. 손가락 검사는 본인의 손가락을 입속에 넣는 것으로, 처음 입을 벌리고 손가락을 1개 넣고, 그리고 2개, 마지막으로 3개까지 입속에 세워서 넣습니다. 만약 2개까지는 들어가는데 세 번째부터 안 들어간다면 정상적인 입 벌림을 못하는 것으로 인근 병원으로 가서 전문가와 상담해야 합니다.

1. 혀를 편하게 두고 윗니와 아랫니 사이가 2~4mm 정도 떨어지도록 입을 천천히 벌립니다.
2. 그 상태에서 혀를 세운다는 느낌으로 최대한 입을 벌리고 1분간 유지합니다.
3. 하루 6회씩 반복하면 턱관절 주변 근육이 이완하는 효과를 볼 수 있습니다.

# 뻐근한 목 풀어주기

추울 때 우리의 목은 자연스럽게 움츠러듭니다. 체온을 유지하기 위해 서인데요. 목을 움츠리다 보면 다른 근골격계의 통증이 생길 수 있습니다. 특히 몸을 앞으로 기울이면 목이 앞쪽으로 빠지는 자세가 되고, 몸이 앞으로 넘어지지 않기 위해 목의 뒷부분이 긴장하면서 뻐근해집니다. 지금부터 스트레칭으로 뻐근한 목을 시원하게 풀어보겠습니다.

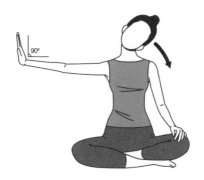

1. 팔꿈치를 펴고 손목을 90도로 꺾어줍니다.
2. 팔을 어깨와 일직선으로 맞추고 옆으로 벌려줍니다.
3. 목을 반대로 꺾어줍니다.
4. 10초 3세트 반복합니다.

# 거북목 교정 스트레칭

컴퓨터나 스마트폰을 잘못된 자세로 오래 사용하면 목을 앞으로 빼게 되는데요. 이러한 경우를 거북목 증후군이라고 합니다. 거북목 증후군은 통증을 유발하며 보기에 좋지도 않습니다. 내 옆모습을 카메라로 찍어서 확인해봅시다. 어깨와 목의 위치를 보았을 때 어깨 중앙 부분보다 귓바퀴가 앞쪽으로 약 2.5cm 이상 나와 있다면 거북목 증후군을 의심해야 합니다. 만약 내 모습이 그렇다면 지금 당장 거북목 교정 스트레칭을 따라 해봅시다!

### 후두하근 스트레칭

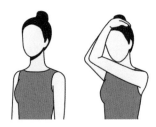

1. 벽에 등을 기대고 머리까지 붙여줍니다.
2. 양손으로 머리 정수리를 감싼 후 고개를 끄덕이는 느낌으로 당겨줍니다. 15~20초 정도 유지하며 반복합니다.

**흉쇄유돌근 스트레칭**

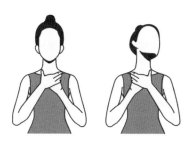

1.  스트레칭을 하고자 하는 쪽의 쇄골을 눌러서 잡고 머리를 사선으로 돌린 후 뒤로 젖혀줍니다.

2.  대각선 위로 턱을 올려준다고 생각하면 조금 더 쉽게 할 수 있습니다. 15~20초 유지 후 반대쪽도 실시합니다.

# 목이 가늘어지는 스트레칭

거북목이 심해지면 목뿐만 아니라 어깨가 뻐근해지고 두통이 생기기도 합니다. 꾸준히 스트레칭을 해주면 경직된 근육이 풀리고 목이 가늘어지는 효과도 얻을 수 있습니다. 일상생활에서 간단히 할 수 있는 목 스트레칭으로 뭉친 근육을 풀어주고 예쁜 목을 만들어봅시다.

1. 허리를 곧게 세워 바르게 앉아 준비합니다.
2. 내쉬는 숨에 머리를 뒤로 젖혀서 천장을 바라봅니다.
3. 양 엄지손가락으로 턱 끝을 밀어줍니다. 이 상태에서 호흡하며 10초 유지하고 제자리로 돌아옵니다.
4. 왼손으로 오른쪽 머리를 감싸고 내쉬는 숨에 왼쪽으로 기울여 지그시 눌러준 상태에서 호흡하며 10초 유지합니다.
5. 시선을 왼쪽 바닥 방향으로 돌려 뒤통수를 지그시 눌러준 상태에서 호흡하며 10초 유지하고 제자리로 돌아옵니다.
6. 반대쪽도 진행합니다.

✖**주의사항** 몸통은 정면을 유지하고 어깨가 위로 올라가지 않게 유의하며 진행합니다.

# 목에 좋은 승모근 마사지

"엄마 어깨 좀 주물러 줄래?" 자라면서 부모님 혹은 조부모님께 들어본 말이죠? 저도 어머니의 어깨를 주물러 드리는 것이 효도라고 생각했던 시절이 있었습니다. 하지만 어깨와 목 주위 근육을 무작정 세게 주무르면 오히려 더 뭉치게 됩니다.

이왕 하는 거 제대로 정확한 방법으로 해드리면 더 좋겠죠? 가족에게 해줄 수 있는 승모근 마사지법을 알려드리겠습니다. 승모근은 쉽게 짧아져서 목 주위에 뻐근한 통증을 유발하는 근육입니다. 가벼운 마사지만으로도 두통 완화, 근육통 감소, 혈액순환 증진, 라운드숄더 완화, 체형 교정 등의 효과를 얻을 수 있습니다.

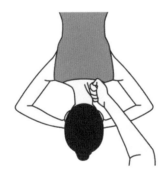

1. 대상자는 양손을 아래로 내리고 바닥에 엎드려 누워줍니다.

2. 머리카락이 끝나는 지점에 딱딱한 뼈를 찾습니다.

3. 목을 타고 내려가 가장 먼저 만져지는 뼈를 찾습니다.

4. 시행자는 주먹을 쥐고 손가락 날을 대상자의 뒤통수에 대고 목을 따라 승모근을 쓸어내립니다.

✖**주의사항** 로션이나 오일을 바르고 진행합니다.

# 거북목 교정 마사지

지금 내 목의 상태는 어떤가요? 직장인들은 많은 시간을 모니터 앞에서 보내는데요. 집중해서 일하다 보면 본인도 모르게 목이 앞으로 쭉 빠지는 자세를 취하게 됩니다. 이렇게 목이 앞으로 쭉 나가는 자세는 경추의 변형을 일으킵니다. 거북목 증후군이라고 많이 들어보셨죠? 거북목이 생기면 키도 줄어드는데요. 지금부터 거북목에서 탈출해서 숨은 키도 찾고 통증도 없애봅시다!

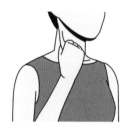

1. 의자에 앉아서 귀 뒤에서 붙어 쇄골까지 내려오는 목 앞쪽 근육을 찾아봅니다.
2. 엄지와 검지를 이용해 사선 모양의 흉쇄유돌근을 두껍게 잡고 대각선 아래로 잡아 가볍게 당겨줍니다.
3. 위에서부터 아래로 점점 손을 내려 근육을 이완시켜줍니다.

# 거북목 교정 근력 운동

만성 목 통증, 두통, 시력 저하를 유발하는 거북목은 '깊은목굽힘근'이라는 근육이 약해지면서 생기는 자세이기도 합니다. 많은 분이 깊은목굽힘근을 제대로 사용하지 못하고 겉의 근육만 사용하면서 목 통증으로 고통받는데요. 지금부터 턱 당기기 운동을 통해 교정 운동을 제대로 해보겠습니다.

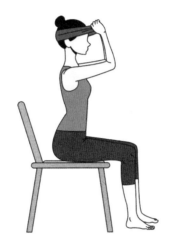

1.  수건을 하나 준비한 후, 세로로 길게 접어 뒤통수에 수건을 댑니다.

2.  양쪽 끝을 잡고 팽팽하게 유지한 후 시선은 정면을 향하게 하고 턱을 당겨주고 등을 펴줍니다. 이때 허리나 등이 굽지 않게 주의하고 뒤통수를 뒤로 밉니다.

3.  뒤통수로 수건을 서로 밀어내며 5초간 유지하며 3세트 진행합니다.

# 후두하근 스트레칭

후두하근이라는 근육에 관해 알아보겠습니다. 후두하근은 목 뒤의 머리카락이 끝나는 곳에 있는 근육으로 두개골 뒤에서 시작해서 목뼈 1, 2번에 붙어 있습니다. 4개의 작은 근육들로 이뤄져 있으며 머리를 안정적으로 움직이게 하는 데 큰 역할을 합니다. 이 근육이 짧아지면 일자목 혹은 거북목이 될 수 있습니다. 목의 움직임과 회전에 제한을 주고 턱이 앞과 위쪽으로 밀릴 수도 있고요. 목 뒤가 불편한 분들은 이 동작을 천천히 따라 해주세요.

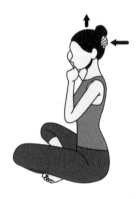

1. 정수리를 천장 쪽으로 당긴다는 느낌으로 허리를 펴서 앉습니다.
2. 한 손은 뒤통수에 다른 손으로는 엄지와 검지로 턱을 잡아줍니다.
3. 뒤통수를 잡은 손으로 머리를 밀어줍니다.
4. 후두하근 위쪽이 늘어남을 느끼면서 10~15초간 유지하고 천천히 원래 자세로 돌아옵니다.
5. 하루에 3~5세트 진행합니다.

# 어깨 상태 점검하기

어깨가 굽으면 거북목, 어깨 통증 등 다양한 증상이 나타납니다. 다양한 곳에서 어깨가 굽을 때 하면 좋은 운동을 알려주지만 정작 내 어깨가 얼마나 굽었는지 알려주는 곳은 많지 않습니다. 그래서 오늘은 내 어깨가 얼마나 굽었는지 그리고 어느 쪽이 더 굽었는지 알아보겠습니다.

정상이라면 어깨가 1~2cm 정도 바닥에서 떨어지거나 거의 붙습니다. 이때 봐야 하는 것은 어느 쪽의 어깨가 높냐는 것입니다. 그림을 보면 오른쪽이 왼쪽보다 올라가 있죠? 오른쪽 어깨가 왼쪽보다 더 굽어있다고 볼 수 있습니다.

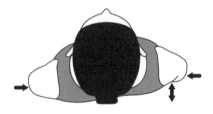

1. 편하게 다리를 펴고 눕습니다.
2. 사진을 찍어 내 어깨 상태를 확인합니다.

# 목 통증에서 벗어나는 어깨 운동

어깨가 아픈 분들은 목도 아픈 경우가 많습니다. 당연한 이야기지만, 우리 몸은 연결되어 있기 때문이죠. 나이가 들수록 목과 어깨가 굽는데요. 느리게 나이 들기 위해서는 목과 어깨 건강에 신경을 써야 합니다. 어깨의 관절에 도움이 되면서 목 통증까지 잡을 수 있는 운동을 해봅시다!

목의 통증은 스트레스와도 많은 관계가 있습니다. 평소에 해결할 수 없는 일들을 너무 오래 잡고 있는 건 아닌지 생각해보면 좋을 것 같습니다. 근육에도 내가 움직일 수 있는 수의근과 움직일 수 없는 불수의근이 있습니다. 수의근은 우리가 보통 알고 있는 근육들입니다. 불수의근에는 심혈관, 소화기관 등이 있습니다. 운동은 움직일 수 있는 수의근의 기능을 최적화하는 일이죠. 지금 우리가 할 수 있는 일에 집중하면서 운동해봅시다.

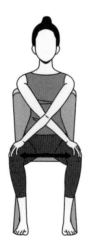
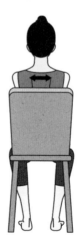

1. 앉은 자세에서 오른손을 왼쪽 무릎에, 왼손을 오른쪽 무릎에 둡니다.
2. 무릎을 최대한 벌려줍니다. 등을 뒤로 만다는 느낌으로 날개뼈 사이를 멀어지게 스트레칭합니다.
3. 편안한 호흡과 함께 7회 정도 진행합니다.

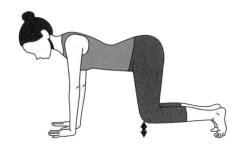

1. 네발 기기 자세에서 준비합니다.
2. 무릎을 땅에서 떼고 20초 유지합니다. 단 정수리와 꼬리뼈가 길어지는 느낌을 느끼면서 몸통은 일자를 유지합니다. 손목이 아프다면 주먹으로 대체합니다.
3. 3회 반복합니다.

# 오십견 통증 완화 스트레칭

오십견의 정확한 명칭은 유착성관절낭염입니다. 오십견은 정확한 원인이 아직 밝혀지지 않았고, 어깨 부위에 통증과 가동성 제한이 나타나는 증상입니다. 오십견은 특히 움직임의 범위를 제한하기 때문에 움직임의 범위를 늘려주는 것이 가장 중요합니다. 오늘은 어깨가 잘 움직일 수 있도록 돕는 운동을 배워보겠습니다.

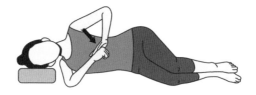

1. 베개를 베고 옆으로 누워줍니다.
2. 어깨와 팔을 일직선 맞추고 팔꿈치는 90도로 접어줍니다.
3. 팔꿈치를 고정하고 팔을 내릴 수 있는 곳까지 내리고 반대쪽 팔로 10초간 저항을 줍니다. 서로 미는 듯한 느낌으로 힘을 줍니다.
4. 3회 진행합니다.

✱**주의사항** 하면서 점점 팔이 내려갈 수 있습니다. 항상 스트레칭을 할 때는 끝 지점까지 내려가서 진행해주면 좋습니다.

# 오십견 예방 운동

평소에 쓰지 않던 근육을 움직임으로써 오십견을 예방할 수 있다는 것을 아시나요? 같은 동작을 반복하다 보면 같은 근육만 사용하게 됩니다. 그렇게 되면 한쪽으로 몸이 기울게 되고 이는 오십견 증상으로 이어질 수도 있습니다. 오십견 예방 운동을 배워보시죠.

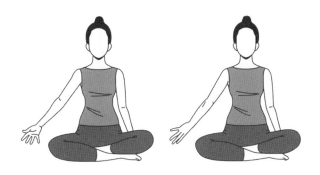

1.  팔꿈치를 편 상태로 팔을 내리고 안쪽과 바깥쪽으로 돌릴 수 있는 만큼 돌려줍니다.
2.  5회 진행한 후, 45도 올라와서 동일하게 진행합니다.
3.  5회 진행한 후, 90도 즉, 어깨와 팔을 일직선으로 만들고 진행합니다.

# 어깨를 자주 뭉치게 하는 근육을 풀어보자

너무나 당연하고 익숙해서 가족에게 오히려 화를 내기도 하고 짜증을 부리지는 않나요? 오늘만큼은 짜증과 화를 내기보다는 사랑스러운 눈으로 바라보며 이곳을 마사지해주면 어떨까요? 마사지의 장점은 근육을 풀어 긴장도를 낮추는 것도 있지만 신체적 접촉으로 상대와 더욱 가까워질 수 있다는 것입니다. 참고로 이 마사지는 견갑거근을 푸는 데 효과적이며 견갑거근은 어깨를 자주 뭉치게 하는 근육 중 하나입니다.

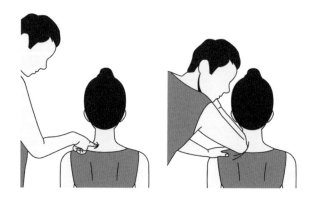

1.   대상자는 편하게 앉습니다.

2.   목에서 가장 튀어나온 뼈 옆쪽을 팔꿈치로 지긋이 10초간 눌러줍니다.

3.   어깨를 따라 조금 더 밑으로 내려가서 마사지해줍니다.

# 어깨가 편해지는 부처님 자세 스트레칭

몸을 움직이며 신체를 단련하는 동작이 많지만 가만히 앉은 자세에서 심신의 안정과 강화에 도움을 주는 동작이 있습니다. 바로 부처님 자세 스트레칭입니다.

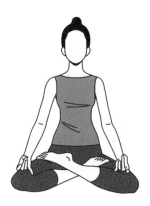

1.  조용하고 편안한 곳에서 양반다리로 앉아 준비합니다.
2.  왼쪽 발바닥을 최대한 골반 쪽으로 당겨 천장을 향하게 하고 오른쪽 허벅지 위에 올려놓습니다.
3.  오른쪽 다리를 교차시켜 왼쪽 허벅지 위에 올려둡니다.
4.  엄지와 검지를 가볍게 붙여 손등을 무릎 위에 올려놓고 허리를 반듯하게 세웁니다. 어깨를 편 상태로 힘을 뺀 자세를 유지하며 눈을 감고 천천히 심호흡합니다.
5.  깊게 호흡하며 몸과 마음을 편하게 합니다.

# 어깨가 비대칭이라면

오늘은 어깨 비대칭을 알아보겠습니다. 어깨 비대칭의 원인은 많은데요. 대표적인 것들부터 찬찬히 설명해보겠습니다. 첫째, 골반의 변형입니다. 골반의 좌우 높이가 다르거나 앞 혹은 뒤로 기울어져 있다면 어깨에 영향을 미칩니다.

둘째, 척추측만증입니다. 척추측만증은 뼈가 옆으로 휘어 몸이 틀어지는 것을 말합니다. 이는 어깨의 비대칭과 연관되어 있습니다.

셋째, 근육의 짧아짐과 약화입니다. 근육이 짧아지고 약해지면 몸이 한쪽으로 쏠려 어깨의 균형도 무너집니다.

자세가 무너지면 몸이 틀어집니다. 자세가 중요하다고 해서 억지로 올바른 자세를 당장 취하려고 하면 오히려 몸의 스트레스가 높아지면서 다른 곳에 통증을 유발할 수 있습니다. 짧아진 근육을 늘려주고 약해진 근육을 강하게 만든 후에 올바른 자세를 취하는 것이 가장 좋습니다. 그렇다고 해서 좋지 않은 자세를 계속 유지하라는 말이 아닙니다. 어느 정도의 스트레스는 몸의 회복을 돕기 때문에 과하지 않은 선에서 올바른 자세를 유지해보세요.

# 어깨 불균형을 교정하는 하부 승모근 운동

하부 승모근의 약화는 라운드숄더, 거북목, 어깨의 높낮이 차이를 유발합니다. 하부 승모근은 생소할 수 있지만, 어깨의 안정성을 잡아주는 데 큰 역할을 하는 근육입니다. 어깨의 불균형 문제를 잡아주는 하부 승모근 운동을 해보겠습니다.

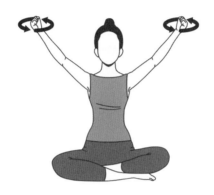

1. 앉은 상태에서 팔을 Y자로 벌려줍니다

2. 그대로 위로 들어서 작은 원을 10번 그려줍니다.

3. 되돌아옵니다.

4. 10회 2세트 반복합니다. 이때 어깨가 올라가지 않게 주의합니다.

# 어깨 불균형을 교정하는 전거근 운동

거울 속에 비친 나의 모습을 봤을 때 한쪽 어깨가 처져 있지 않은가요? 팔꿈치의 높이가 다르거나, 옷을 입으면 한쪽으로 셔츠가 쏠리고, 가방을 한쪽으로 착용하면 불편한 느낌이 없는지 생각해보세요. 이런 경험이 있다면, 어깨가 불균형한 상태일 수 있습니다.

어깨 불균형이 생기는 원인은 다양합니다. 잘못된 자세가 원인이 되기도 하고, 운동으로 인한 자세 편위, 관절의 이상 등으로 불균형이 발생합니다. 상지에서 불균형이 발생하면 어깨 충돌 증후군이나 회전근개 건염이라던지 다른 문제를 유발할 수 있는 위험 요인이 되기도 합니다. 이런 문제를 예방하기 위해 어깨 불균형을 교정해주는 전거근 운동을 한번 따라 해봅시다.

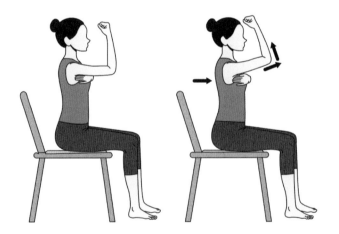

1. 앉은 자세에서 겨드랑이 아래를 만져줍니다.
2. 팔꿈치를 구부린 상태에서 앞쪽으로 밀어내는 힘을 주면서 위로 올려줍니다.

3. 등이 펴지면서 올라가지 않게 주의해주세요. 몸은 정면을 향하고 날개뼈만 앞으로 뻗어 올려준다는 느낌으로 최대한 앞쪽, 위쪽으로 올려줍니다.

4. 10번씩 3세트 반복 후 반대도 진행합니다.

✖**주의사항** 운동 전에 전거근이 잘 움직여지는지 체크하면서 진행하는 것을 추천합니다.

# 라운드숄더 교정 스트레칭

굽은 어깨라고 불리는 라운드숄더가 되는 원인은 굉장히 다양합니다. 그중 가슴 근육이 짧아지면 라운드숄더가 될 수 있는데요. 그래서 오늘은 보면서 쉽게 따라 할 수 있는 스트레칭 2가지를 배워보겠습니다.

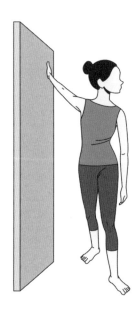

1. 팔을 대각선 위로 올려 벽을 잡습니다.

2. 팔과 반대쪽 발을 앞으로 향하게 한 후 몸을 앞으로 밀어줍니다.

3. 목은 앞에 나와 있는 발 방향으로 회전해줍니다.

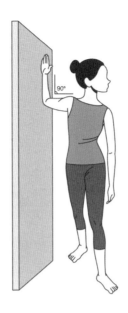

1. 팔을 90도 접은 후 팔과 손을 벽에 댑니다.

2. 앞발을 앞으로 향하게 교차한 후 몸을 앞으로 밀어줍니다.

3. 목은 앞에 나와 있는 발 방향으로 회전해줍니다.

# 라운드숄더 교정 운동

라운드숄더는 등 근육과 몸통 옆에 있는 전거근의 약화로 앞쪽으로 기울어지는 몸을 뒤로 당겨주지 못하면서 생깁니다. 지금부터 등 근육과 전거근을 강화하는 운동을 배워보겠습니다.

### 등 근육 강화 운동

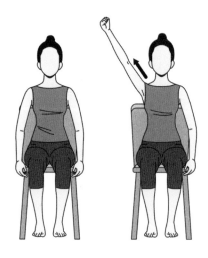

1. 의자에 앉아서 팔을 다리 바깥쪽에 둡니다.
2. 팔을 위로 들었다가 내립니다. 이때 일자로 올리는 것이 아닌 사선 방향으로 올립니다.
3. 한쪽 팔당 20회 진행합니다.

전거근 강화 운동

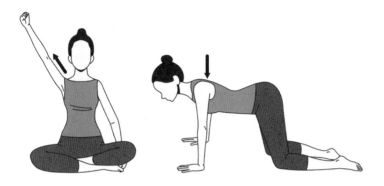

1. 네발 기기 자세를 취합니다.
2. 팔을 구부리지 않으면서 가슴을 바닥으로 내린다 생각하고 내려 줍니다.
3. 다시 팔은 고정하고 상체는 원래대로 돌아옵니다.
4. 한쪽 팔당 10회 진행합니다.

# 테니스 엘보우 마사지

테니스 엘보우란 무엇일까요? 테니스 선수들에게 많이 나타나는 증상이라고 해서 붙여진 이름인데요. 위팔의 바깥쪽 부분에 부착된 건 (tendon)에 무리가 가고 손상이 되어 염증 반응이 일어나면서 통증이 발생하는 것을 말합니다.

건이 왜 손상될까요? 움직일 때 늘어나고 줄어드는 길이 변화가 부드럽고 자유롭지 못해서인데, 같은 부분에 자극을 반복해서 받으면 찢어지기도 하고 헤지면서 손상됩니다. 손상된 부분은 염증 반응이 일어나 통증이 심해지는데요. 주먹을 쥘 때, 물건을 들어올릴 때, 뒷짐을 질 때 팔꿈치 바깥쪽에서 통증이 발생합니다. 이를 예방하고 유착된 부분을 떼어내기 위해서는 마사지를 해야 합니다.

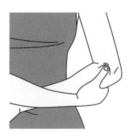

1. 팔꿈치를 구부렸을 때 바깥쪽에 튀어나온 뼈를 찾아주세요.
2. 뼈에서 손 방향으로 10cm 이동하면 움푹 들어간 부분을 찾을 수 있을 겁니다.
3. 그 부분을 손가락으로 압박하고 위아래로 움직이며 마사지하세요. 더 큰 자극을 원하시면 마사지볼이나 볼펜을 이용해도 좋습니다.

# 벽을 이용한 운동

테니스 엘보우에 도움이 되는 운동을 알려드릴게요. 팔꿈치 주위 근육
의 힘을 강화해서 자극을 줄이는 게 좋습니다. 하지만 테니스 엘보우
로 통증이 있는 분들은 팔꿈치를 굽히기도 쉽지 않아서 증상에 맞는
운동을 해야 합니다. 오늘 할 운동은 팔을 완전히 굽히지 않고 저항력
을 이용하는 동작으로, 팔꿈치 관절의 부담은 줄이고 전거근과 팔 근
육의 힘을 강화합니다.

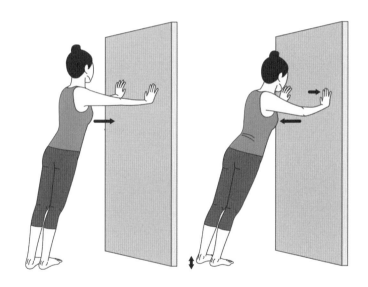

1. 벽 앞에 한 발 간격을 두고 서주세요.
2. 양손을 벽에 대고 팔꿈치를 펴주세요.
3. 가슴이 벽 쪽으로 가까이 내려갑니다.
4. 발은 고정하고 뒤꿈치만 약간 띄우세요.

5. 팔꿈치를 살짝만 굽히고 견갑골을 살짝 모아주세요.

6. 양손으로 벽을 밀면며 상체를 멀어지게 하세요.

7. 10회 이상 반복하세요.

✖ **주의사항** 팔꿈치에 부하가 가지 않도록 주의하세요. 어깨가 올라가지 않도록 하고 고개가 떨어지지 않게 시선은 정면을 봐야 합니다.

# 골프 엘보우 마사지

골프 엘보우는 무엇일까요? 골프 선수들한테 많이 나타난다고 해서 붙여진 이름인데요. 손목을 굽히는 근육들이 과도하게 자극을 받아 안쪽위관절융기(위팔뼈 먼쪽 안쪽에 있는 뼈 융기) 부근, 팔꿈치 안쪽에서 통증이 발생합니다.

골프 칠 때의 스윙 동작처럼 손목관절의 굽힘과 팔꿈치의 굽힘 동작이 반복적으로 일어날 때 발생하는 염증 질환입니다. 테니스 엘보우와 마찬가지로 염증과 노폐물이 유착된 부분을 떼어내기 위한 마사지를 해야 합니다. 걸레를 짤 때, 물건을 들어올릴 때, 프라이팬을 사용할 때 특히 아픕니다.

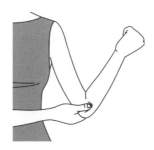

1. 팔꿈치를 굽히고 팔의 안쪽이 보이게 하세요.
2. 안쪽 가장 튀어나온 뼈를 찾아주세요.
3. 그 부분에 반대쪽 엄지손가락을 올려주세요.
4. 엄지를 위아래로 움직이며 마사지하세요.
5. 수직 방향으로 마사지하세요.

# 수건을 이용한 트위스트 운동

마사지를 했다면 운동도 해야겠죠? 골프 엘보우에 도움이 되는 운동을 알려드릴게요. 팔꿈치 주위 근육의 힘을 강화해서 평소 쌓이는 자극을 줄이는 게 좋습니다. 하지만 골프 엘보우로 통증이 있는 분들은 팔꿈치를 굽히는 게 쉽지 않기 때문에 너무 세게 하지는 말아주세요.

1. 양팔을 앞으로 뻗어주세요.

2. 양손으로 수건을 가볍게 잡습니다.

3. 오른손은 앞으로 구부리고 왼손은 뒤쪽으로 구부리세요.

4. 물기를 짜듯이 수건을 돌려주세요.

5. 그대로 멈추고 5초간 유지하세요.

6. 힘을 빼고 천천히 돌아오세요.

7. 20회 반복하세요.

✖**주의사항** 수건을 잡은 손에 힘을 세게 주지 않도록 하세요. 손목이 과도하게 꺾이지 않도록 주의해야 합니다.

# 손목 통증 줄이는 마사지

손목은 신체의 다른 부위보다 다양한 역할을 해서 과부하가 되기 쉽습니다. 평소 꾸준한 마사지로 긴장된 근육을 풀어주면 통증을 예방할 수 있습니다.

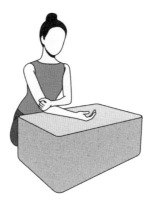

1. 의자에 앉아 불편한 손목의 손바닥이 천장을 향하게 책상 위에 올려줍니다.

2. 반대쪽 팔로 팔을 지그시 누르며 위아래로 움직이면서 1분간 마사지를 해줍니다.

# 손목 통증 줄이는 스트레칭

손은 다른 신체 부위보다 구조적으로 복잡한 부위이며 그만큼 세밀하게 움직일 수 있어 통증에도 쉽게 노출됩니다. 손목 통증을 줄이는 간단한 스트레칭으로 손목을 풀어봅시다.

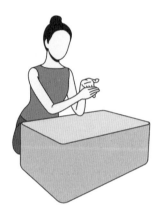

1.  통증이 있는 손목 쪽의 팔꿈치를 책장에 대고 손바닥은 천장을 향하게 합니다.
2.  반대 손으로 엄지손가락을 잡고 아래 방향으로 당겨주며 20~30초 정도 유지합니다.
3.  나머지 네 손가락을 잡고 반복합니다.

✖ **주의사항** 스트레칭을 할 때 무리하게 잡아당기지 않도록 합니다.

# 손목 통증 줄이는 근력 운동

일상생활에서 큰 불편함을 주는 지긋지긋한 손목 통증. 손목이 아프면 관절 주위가 붓고 손목에 체중을 지탱하거나 물건을 들려고 조금만 힘을 쓰기도 힘듭니다. 우리 삶의 질이 많이 떨어지겠죠?

손목 통증을 유발하는 질환으로는 관절염, 손목 건초염, 손목터널증후군, 방아쇠수지 등이 있습니다. 여러 손목 질환을 예방하기 위한 손목 근력 강화 운동을 해보겠습니다. 오늘은 작은 생수병을 준비하거나, 가벼운 덤벨을 이용해 손목 강화 운동을 해보겠습니다.

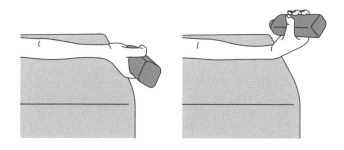

1. 의자나 테이블에 팔꿈치와 팔을 대고 손목이 바깥으로 나오게 유지한 후 생수병이나 덤벨을 잡습니다.

2. 손바닥이 몸쪽으로 향하게 손목에 힘을 주고 천천히 가능한 범위까지 올린 후 내립니다. 10번씩 각 3세트 실시합니다.

# 손목터널증후군 테스트

손목터널증후군으로 고통받는 사람들이 늘어나고 있습니다. 먼저 손목터널증후군이 무엇인지 알아보겠습니다. 손목 가운데 지나가는 신경 통로가 좁아짐으로써 정중신경이 압박받는 것을 말합니다. 통로가 좁아지면서 압박과 감각 이상 현상까지 발생합니다. 특히 손목은 물론 엄지손가락부터 세 번째 손가락까지 무감각, 저림 증상이 나타날 수 있습니다. 게다가 물건을 잡거나 뚜껑을 열려고 하면 힘이 빠지게 되죠. 먼저 손목터널증후군 테스트를 진행해보겠습니다. 만약 테스트 도중 손가락이나 손목에 통증 또는 저림이 발생했다면 테스트를 중단하고 손목터널증후군을 의심해봐야 합니다.

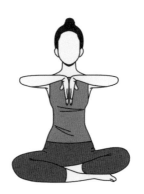

1. 손가락을 아래로 향하게 만든 후 손등을 맞닿게 합니다.
2. T자가 만들어졌으면 그 상태에서 30~60초를 버팁니다.

# 원회내근 마사지

손목터널증후군은 40~60대 중년 여성들에게 많이 발생하는 흔한 질
환입니다. 만약 테스트를 하면서 통증을 느꼈다면 이 마사지를 해보는
것을 추천합니다. 팔꿈치 안쪽에서 시작해서 아래팔 1/3지점에 있는
근육을 마사지해봅시다.

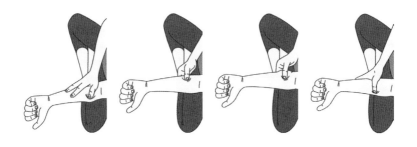

1. 팔꿈치 안쪽 중앙 부분에 손을 올리면 엄지손가락 쪽 방향이 원회
   내근의 위치입니다. 원회내근은 팔꿈치 안쪽에서 아래팔 요골의
   바깥면의 중간까지 이어지는데, 팔을 회전시키는 기능을 합니다.

2. 이 근육을 팔꿈치 안쪽 부분부터 시작해서 10초간 눌러주며 마사
   지합니다.

# 허리 통증이 있을 때

허리 통증은 다양한 이유로 누구에게나 흔히 발생하는 증상 중 하나입니다. 심한 허리 통증은 일상생활에 방해가 될 뿐만 아니라 삶의 질까지 떨어트릴 수 있기에 꾸준한 운동과 관리가 중요합니다. 가벼운 통증이라면 스트레칭으로 긴장된 허리 근육을 풀어보는 것도 좋습니다.

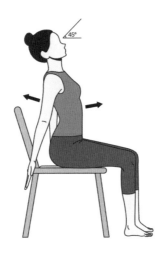

1. 양다리를 어깨너비로 벌려 의자에 앉습니다.

2. 허리를 곧게 세운 상태에서 배를 살짝 내밉니다.

3. 손바닥을 정면 방향으로 향하게 하고 양팔을 가볍게 벌립니다.

4. 가슴을 연다는 느낌으로 팔을 살짝 뒤로 보내주고 팔의 위치보다는 등을 모으는 것에 집중하며 시선은 45도 사선 위를 바라봅니다.

5. 천천히 호흡하며 10초간 유지하고 제자리로 돌아옵니다.

6. 3~5회 반복해줍니다.

# 플랭크를 한 뒤 허리가 아프다면

플랭크는 몸을 널빤지처럼 평평하게 만드는 방식의 운동입니다. 다양한 응용 자세가 있지만, 일반적으로 양쪽 팔꿈치와 발끝으로 바닥을 짚고 엎드려 버티는 자세입니다. 근육이 늘어나지 않고 수축을 유발하는 등척성 운동이기 때문에 정확한 자세가 매우 중요합니다. 그러나 영상이나 사진 등을 참고하여 자세를 취하면 원리를 모르고 운동하면서 통증이 나타날 수 있습니다.

코어가 약해지면 복부와 엉덩이보다 허리에 과도한 힘이 들어갑니다. 게다가 척추 후관절의 간격이 좁아져 신경이 눌리면서 통증이 발생하기도 합니다.

플랭크는 전신 운동 중 복근에 많은 영향을 미칩니다. 골반(치골)을 배꼽 쪽으로 말고서 플랭크 자세를 취하는 것이 가장 바람직하며 처음에는 벽에 기대서 체중을 지지하는 것부터 시작합니다. 그다음 네발기기 자세에서 모든 체중을 견디는 수 있는 자세까지 서서히 중량을 늘리는 것을 권합니다. 우리 몸도 악기의 음을 조율하듯이 근육도 조율해야지 불협화음이 아닌 아름다운 하모니를 낼 수 있습니다.

# 스쿼트를 한 뒤 허리가 아프다면

스쿼트는 누구나 다 할 수 있다고 생각하며, 접근성이 높은 운동 중 하나입니다. 하체 근력을 강화해줄 뿐만 아니라 보행 및 균형 감각을 길러주는 효과도 있습니다. 그러나 근육을 풀어주지 않고 제대로 된 자세 교정 없이 무턱대고 시작하면 허리 통증과 무릎 통증을 경험할 수 있죠. 스쿼트 동작은 많은 관절을 사용하는 운동 중 하나로 고관절의 가동성은 물론 발목의 가동성 또한 요구됩니다. 하체가 내려가고 올라오는 동안 상체의 중심을 잡아줄 수 있는 복부의 힘이 필요합니다. 무릎이 밀리지 않도록 허벅지 안쪽의 힘과 엉덩이 근육까지 신경을 써가며 운동해야 합니다.

스쿼트의 바람직한 자세는 사람마다 고관절의 가동 범위, 무릎과 발목의 가동 범위, 근육의 근력이 달라서 어느 것이 정답이라고 할 수는 없습니다.

1.  발을 어깨너비로 벌린 뒤 발끝이 앞을 향하게 섭니다. 만약 무릎이 불편하다면 30도 정도 바깥쪽으로 회전시킵니다.

2.  복부에 힘을 주고 가능한 상체를 곧게 펴서 바르게 섭니다.

3.  시작 자세를 유지하며 무릎을 굽히며 뒤로 앉아주는데 상체를 너무 앞으로 숙이지 않게 등과 허리를 펴고 발뒤꿈치가 바닥에서 떨어지지 않도록 단단히 눌러서 내려갑니다.

4.  허벅지와 바닥이 평행이 되었을 때 1~3초 정도 자세를 유지합니다.

5.  천천히 일어나면서 복부의 힘은 내려갈 때와 동일하게 유지합니다.

# 허리 통증 완화 스트레칭

오랜만에 만나는 가족 친지들과 함께 맛있는 음식과 정을 나누는 명절은 즐겁기만 하죠? 하지만 명절증후군이라는 단어가 있을 정도로 수많은 음식을 준비하고 손님을 맞이하고 뒷정리까지 해야 하는 주부들에게는 명절이 달갑지만은 않습니다. 온종일 같은 자세로 쪼그려 앉아 음식 장만을 하느라 허리가 뻐근하다면 이 자세를 따라 해봅시다!

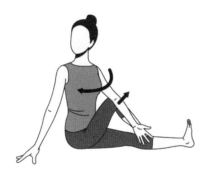

1. 바닥에 양다리를 뻗고 허리를 곧게 세워 앉습니다.
2. 오른쪽 다리를 왼쪽 무릎 바깥쪽으로 넘겨줍니다.
3. 숨을 가볍게 내쉬며 왼쪽 팔꿈치로 오른쪽 무릎을 밀어 10초 정도 유지합니다.
4. 반대쪽도 진행하며 3~5회 반복합니다.

# 만성 허리 통증 줄이는 장요근 스트레칭 1

지긋지긋한 만성 허리 통증, 보통 3개월 이상 지속하는 허리 통증을 만성 요통이라 부릅니다. 만성 요통은 신체활동의 부족이나 잘못된 자세와 과도한 체중, 스트레스 등으로 발생하며 다양한 원인이 있습니다. 허리 통증을 유발하는 굳어 있는 근육을 펴서 척추에 발생하는 긴장도와 스트레스를 낮춰봅시다.

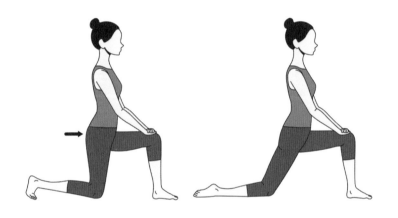

1. 스트레칭을 할 다리는 구부려 뒤쪽에 두고, 반대쪽 다리는 무릎보다 발이 조금 더 앞쪽에 있게끔 세웁니다.
2. 상체를 곧게 세운 상태에서 앞다리에 손을 두고 전방으로 골반을 밀어 뒷다리의 장요근을 늘려줍니다.
3. 15~30초간 유지하며 3세트 진행합니다.

# 만성 허리 통증 줄이는 장요근 스트레칭 2

허리 통증의 핵심적인 근육이면서 허리뿐만 아니라 엉치(천골) 통증에
도 관련 있는 근육인 장요근. 척추와 하체를 연결해주는 역할을 하는
장요근의 균형이 깨지기 시작하면 허리 통증이 발생하기 쉽습니다. 오
래 서 있을 때도 불편하고, 의자에서 일어날 때도 불편감을 유발합니
다. 간단하지만 효과 있는 폼롤러를 이용한 장요근 스트레칭으로 만성
요통을 예방해봅시다.

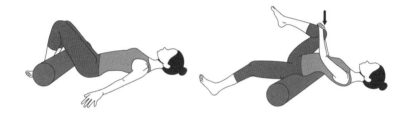

1. 누운 상태에서 무릎을 세워 다리 밑에 폼롤러를 둡니다. 엉덩이를
   들어 골반 밑까지 폼롤러를 옮겨줍니다.

2. 한쪽 다리를 잡고 무릎을 당겨주며 반대쪽 다리의 뒤꿈치는 바닥
   에 닿게 한 후 다리를 펴줍니다.

3. 30초 유지하고 3세트 실시합니다.

# 허리에 좋은 요방형근 마사지

"허리가 불편한데…"라고 부모님이 말씀하신다면? 그래서 허리 마사지법도 준비했습니다! 허리 통증의 원인이 되는 여러 근육 중 요방형근이라는 근육이 있습니다. 요방형근이란 허리를 세우는 데 사용하며 자세를 유지해주는 근육으로, 허리 깊숙한 곳에 있으며 모양이 네모와 같습니다. 평소에 다리를 자주 꼬거나 나쁜 자세를 자주 취하면 요방형근이 짧아지면서 통증으로 이어지게 됩니다.

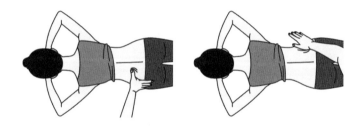

1.   대상자는 엎드려서 누워줍니다.
2.   허리 옆 척추 기립근 바깥쪽에 손바닥을 놓습니다.
3.   허리 바깥쪽을 향해 압박하면서 마사지합니다.

✽주의사항  요방형근은 깊숙한 근육이기에 결을 따라 약간의 힘을 줘서 마사지합니다. 너무 강하게 마사지할 경우 몸이 저릴 수 있습니다.

# 회사에서 허리가 아플 때

평균적으로 직장인들은 하루 8시간을 근무합니다. 장시간 고정된 자세로 근무하면 목, 등, 허리에 통증이 발생하고 척추 질환을 피할 수 없습니다.

이상근이라는 엉덩이 안쪽에 있는 근육은 회사원들에게 통증을 안겨줄 수 있어서 더욱 잘 풀어줘야 합니다. 1시간에 한 번씩 관절 스트레칭으로 여러분의 관절을 지켜주세요!

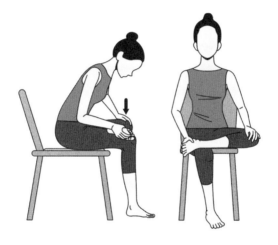

1.  의자 등받이에서 허리가 떨어지도록 앉아줍니다.
2.  한쪽 다리를 구부려 반대쪽 허벅지에 올려놓고 손으로 무릎을 눌러줍니다.
3.  상체를 천천히 앞으로 기울여 숙여줍니다.
4.  20초간 유지하며 엉덩이 근육이 당기는 느낌에 집중합니다.
5.  힘을 빼고 상체를 세워 휴식합니다.
6.  3회 반복해서 진행합니다.

# 급성 허리 통증에 효과적인 근막 마사지

일상생활 중 갑자기 무언가를 들다가 허리가 삐끗해 펴지도 못하고, 움직일 때마다 나타나는 심한 통증으로 고통받은 적 있으시죠? 이렇게 급성 허리 통증이 찾아왔을 때 하면 좋은 복부 마사지를 배워봅시다!

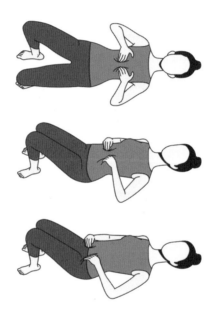

1. 하늘을 보고 누워 무릎 아래에 쿠션이나 베개를 깔아주거나 무릎을 세워 준 상태에서 마사지합니다.

2. 배를 3등분으로 나눠 윗부분부터 손가락으로 누르면서 원을 그리듯 마사지합니다.

3. 조금 더 아래로 내려와 똑같이 진행합니다.

4. 배꼽 아래까지 내려와 똑같이 진행합니다.

# 자려고 누웠는데 허리가 아프다면

수면의 질은 굉장히 중요하죠? 하루의 컨디션을 좌우하기도 하고요. 누워 있는 자세가 편해야 잠도 편하게 잠들 수 있겠죠? 만약 자려고 누웠는데 허리가 아프면 잠이 오지 않습니다. 자연스럽게 수면에 방해가 되고 체력도 떨어집니다. 지금부터 침대에서 할 수 있는 간단한 고관절 스트레칭을 알려드리겠습니다.

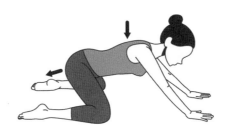

1. 어깨 아래에 손목, 골반 아래에 무릎을 두고 네발 기기 자세를 합니다.

2. 무릎을 양옆으로 최대한 벌려줍니다.

3. 팔꿈치를 편 채 깊게 호흡합니다. 상체를 바닥으로 누르며 바닥에 앉듯이 엉덩이를 뒤로 뺍니다.

4. 10초간 유지하며 제자리로 돌아옵니다.

5. 동작을 반복하며 조금씩 가동 범위를 넓혀줍니다.

6. 10초 3세트 반복합니다.

# 굽은 등을 펴주는 요가 스트레칭

굽은 등 현상은 여러 이유가 있지만 바르지 않은 자세로 장시간 컴퓨터 또는 스마트폰을 사용하는 현대인에게 많이 나타납니다. 등이 뻐근하다면 잠시 하던 일을 멈추고 이 자세를 따라 해보면 등이 펴지면서 시원해지는 효과를 얻을 수 있을 겁니다.

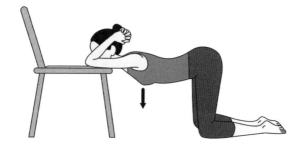

1.  의자에 팔꿈치를 대고 골반 아래 무릎을 두는 네발 기기 자세를 합니다.
2.  뒤통수에 손깍지를 낀 후 숨을 깊게 내쉬며 가슴을 바닥으로 누르고 10초 유지합니다.
3.  허리가 꺾이지 않게 주의하며 3세트 반복합니다.

# 굽은 등을 펴주는 필라테스

굽은 등 때문에 거울을 보는 것조차 두렵다면 혹은 두려워질 것 같다면 이 운동을 꼭 꾸준히 하는 것을 추천합니다. 엎드려서 굽은 등을 펴주는 운동을 진행해보겠습니다.

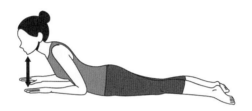

1. 엎드려서 팔은 W 모양으로 가슴 옆에 둡니다.
2. 팔을 펴면서 상체의 절반이 올라오도록 합니다. 이때, 허리나 목이 과하게 꺾이지 않도록 주의합니다.
3. 다시 밑으로 내려가고 올라오기를 10회 2세트 반복합니다. 이 동작이 쉬운 분들은 손을 바닥에서 떼고 진행합니다.

# 굽은 등을 펴주는 근력 운동

구부정한 자세로 오래 있으면 몸이 말리기 쉽습니다. 나쁜 자세를 오래 유지하면 몸은 변형되는데, 이러한 변형이 생기면 어떤 근육조직은 짧아지고 또 다른 조직은 약해져 우리 몸에 불편감과 통증을 유발하는 원인이 되기도 합니다.

굽은 등의 경우 몸 뒤에 있는 근육은 늘어나 약해지고, 앞쪽의 근육들은 짧아지면서 더욱 자세가 나빠집니다. 지금부터 굽은 등을 펴주는 운동을 알려드리겠습니다.

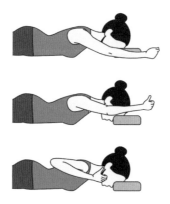

1. 엎드린 자세에서 이마를 대고 양팔을 위로 벌려줍니다.

2. 주먹을 쥐고 엄지손가락이 천장을 향하게 방향을 전환한 후 팔을 지면과 평행하게 들어올립니다.

3. 팔을 들어올린 후, 팔꿈치를 몸쪽으로 당기고 다시 처음 자세로 돌아가서 바닥을 향해 내려놓습니다.

4. 동작은 10회씩 3세트 진행합니다.

# 회사에서 하는 5분 스트레칭

바쁘다. 바빠 현대사회! 많은 직장인이 직장에서 긴 시간을 보냅니다. 직장인 대부분이 의자에 앉은 상태로 장시간 한 자세만 취하고 있죠. 이러한 자세는 거북목, 목디스크, 허리디스크 등 척추 관련 질환을 초래하는데요. 척추 질환은 한번 발생하면 회복하기까지 많은 시간과 노력이 필요합니다. 이를 예방하기 위해 회사에서 할 수 있는 스트레칭을 알려드리겠습니다.

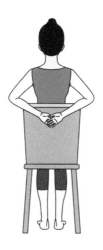

1. 의자에 앉은 상태에서 팔을 뒤쪽으로 보냅니다.
2. 손을 맞잡고 10초 유지합니다.
3. 어깨와 가슴 앞쪽 근육이 펴지는 느낌에 집중합니다.

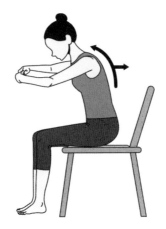

1. 의자에 앉은 상태에서 양팔을 앞으로 내밉니다.

2. 등을 둥그렇게 말면서 등을 뒤로 밀어줍니다.

3. 양팔은 큰 나무를 감싸 안듯이 앞으로 모아줍니다.

4. 날개뼈 사이 근육이 스트레칭되는 느낌에 집중합니다.

# 날개뼈가 튀어나와 있을 때

날개뼈 모양을 관찰해본 적 있나요? 평소 날개뼈 주위에 힘이 잘 안 들어가거나 날개뼈 모양이 좌우가 다르다면 익상 견갑을 의심해야 합니다. 익상 견갑이란 날개뼈 안쪽이 흉곽에 붙어 있지 않고 편평하지 않으며 위로 들린 상태를 말합니다. 쉽게 말하면 날개뼈가 튀어나온 것인데요. 날개뼈는 등뼈 2~7번 사이, 척추로부터 5~8cm 정도 떨어져 있는 것이 정상 위치입니다. 하지만 현대인들은 오래 앉아서 생활하기 때문에 대부분은 날개뼈가 정상 위치에서 벗어나 있습니다. 날개뼈의 안정성을 담당하는 근육 중 가장 큰 영향을 미치는 것은 바로 전거근인데요. 전거근은 갈비뼈 1~9번 측면 그리고 날개뼈 위각, 아래각의 안쪽에 붙어 있습니다. 전거근을 강화해서 날개뼈가 들뜨지 않도록 잡아주는 것이 중요하겠죠?

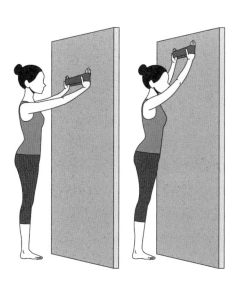

1.  벽 앞에 한 발 떨어져서 섭니다.

2.  루프 밴드를 양손에 잡습니다.

3.  아래팔부터 팔꿈치까지 벽에 닿도록 합니다.

4.  상체를 약간 앞으로 기울여서 버티는 힘을 주세요.

5.  견갑골이 모이지 않게 유지하고 벽을 밀어내는 힘을 주세요.

6.  손을 천천히 위로 올려주세요.

7.  팔은 11자 형태를 유지하고 가능한 범위까지 올려보세요.

8.  벽을 미는 힘을 유지하면서 다시 팔을 내리세요.

9.  10회 2세트 반복합니다.

✖**주의사항** 밴드가 없으면 수건을 이용해도 됩니다. 밴드가 팽팽하게 유지되도록 옆으로 벌리는 힘을 주세요. 운동 중 벽을 밀어내는 힘을 계속 유지합니다.

# 굽은 등 교정 이완

아무리 바른 자세를 유지하려고 해도 매일 그러기 쉽지 않은 것이 현실입니다. 오늘은 굽은 등을 조금 이완할 수 있는 운동을 한번 해볼게요. 먼저 의자 혹은 침대에 팔꿈치를 기대서 해볼게요. 가구 근처로 가주세요.

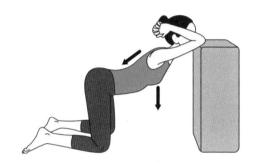

1. 무릎 꿇은 자세 혹은 서 있는 자세로 준비합니다.
2. 의자에 팔꿈치를 올리고 양손은 머리 뒤로 깍지를 껴주세요.
3. 가슴을 밑으로 내리면서 굽은 등을 쭉 펴주세요.
4. 5초간 버티고 다시 돌아옵니다.
5. 10회 반복합니다.

# 굽은 등 교정 운동

앞에서 굽은 등을 이완하는 운동을 했습니다. 이제부터 굽은 등에 도움이 되는 운동을 해볼게요. 신경 쓰지 않으면 무의식적으로 어깨와 등이 말리기 때문에 잡아주는 근육을 강화하는 운동을 꼭 해야 합니다.

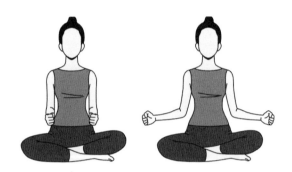

1. 편안하게 앉거나 서 있는 자세로 준비해주세요.

2. 팔꿈치를 직각으로 접어 준비해주세요.

3. 양팔을 회전해서 바깥쪽으로 벌려주세요. 이때 날개뼈가 모이는지 꼭 확인해주세요.

4. 10회 2세트 진행합니다.

# 편평 등 교정 이완

혹시 편평 등이라고 들어보셨나요? 굽은 등은 모두가 알아도 편평 등은 잘 모르시더라고요. 우리의 척추는 자연스러운 곡선이 있어야 하는데 그 곡선이 없이 일자처럼 편평하게 보이는 것을 말합니다. 골반이 뒤쪽으로 기울어지고 허리와 등의 만곡이 감소돼 등이 편평하게 보입니다. 편평 등 문제로 허리 통증이 생겨 병원에 가는 분들도 많을 거예요. 오늘은 편평 등을 가지고 계신 분들을 위한 기립근 이완 방법을 알아보겠습니다.

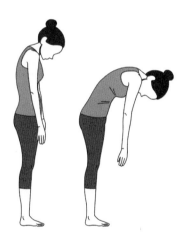

1. 벽에 등을 대고 서서 준비합니다.
2. 머리부터 천천히 경추, 흉추, 요추 순으로 분절하면서 내려갈게요. 분절을 잘 느끼지 못하는 경우 벽을 이용해서 분절을 이해하기 위함이니 빨리 내려가는 것이 아니라 마디마디를 느끼면서 내려가겠습니다.
3. 다시 올라올 때에는 순서를 거꾸로 합니다.
4. 10회 2세트 반복합니다.

# 편평 등 교정 운동

앞에서 편평 등에 좋은 이완 방법을 알아봤습니다. 이제 편평 등을 교정하는 운동 방법에 관해 이야기해볼게요. 척추 마디마디를 사용하는 분절 운동이기 때문에 분절에 집중하면서 운동해주세요.

1. 네발 기기 자세로 준비합니다.
2. 어깨 밑에 손목, 골반 밑에 무릎을 두고 척추도 일자로 만듭니다.
3. 꼬리뼈부터 머리 순으로 분절하면서 척추를 최대한 둥글게 말아줍니다.
4. 그 상태에서 머리를 뒤로 젖히고 허리를 움푹하게 바닥 쪽으로 내립니다.
5. 이 동작들을 부드럽게 반복합니다.

# 척추를 부드럽게 만드는 강아지 자세

강아지가 기지개를 켜는 모습을 본떠 만든 강아지 자세는 혈액순환을 도와주며 뭉친 어깨와 등을 이완시키고 하체 부종에도 효과적인 운동입니다. 게다가 척추가 바르게 배열될 수 있도록 돕기 때문에 척추가 강화됩니다.

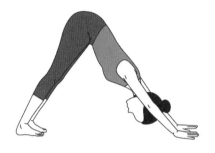

1. 발가락을 바닥에 대고 골반 아래 무릎, 어깨 아래 손목을 둔 네발 기기 자세로 준비합니다.
2. 내쉬는 숨에 엉덩이를 천장 위로 들어올리며 무릎을 펴줍니다.
3. 발바닥은 최대한 바닥에 붙이고 꼬리뼈를 천장 쪽으로 끌어올리는 느낌으로 허리를 길게 펴주고 20초 유지합니다.
4. 손바닥으로 바닥을 밀어내며 어깨가 긴장되지 않게 주의합니다.
5. 허리가 말리거나 등이 굽지 않는 것에 집중하며 종아리가 늘어나는 것을 느낍니다.
6. 3회 반복합니다.

# 척추측만증 자가진단법

척추측만증은 통증은 물론 외관까지도 변형시켜 정말 곤란한 질환 중 하나입니다. 척추측만증은 구조적 척추측만증과 기능적 척추측만증으로 나눌 수 있습니다. 구조적 척추측만증은 대부분 측만증이 여기에 포함되고, 척추 자체의 문제로 생깁니다. 기능적 척추측만증은 잘못된 자세, 불균형 등 다른 외부의 원인으로 생기는 경우입니다. 척추측만증은 이미 생겼다고 내버려 두면 굴곡이 더 심해질 수 있습니다. 특히 어린아이들일수록 다시 좋아질 확률이 높기에 빠르게 치료하는 것이 좋습니다.

1. 양발을 모으고 선 상태에서 허리를 90도 앞으로 숙였을 때 어깨와 허리가 유독 튀어나왔다면 병원을 가보는 것을 추천합니다.
2. 가방 한쪽이 자꾸 내려온다면 의심해야 합니다.
3. 양쪽 어깨 높낮이와 가슴의 높이가 다르다면 의심해야 합니다.

# 척추측만증에 좋은 운동 1

잘못된 자세, 운동 부족, 바르지 못한 생활습관으로 학생들의 척추가 변형되고 있습니다. 건강보험심사평가원(2016)의 보고에 따르면 성장기 청소년들의 척추 질환이 최근 20년 사이에 급증하고 있으며 10대 청소년 환자 수는 국민 4명 중 1명으로 11만 3000명의 44.44%(5만 848명)가 특발성 척추측만증 환자로 크게 늘고 있습니다. 지금부터 척추 균형에 좋은 운동 방법을 알아보겠습니다. 먼저 폼롤러를 준비해주세요.

1. 폼롤러를 갈비뼈 옆에 대고 옆으로 누워줍니다.
2. 뒤쪽에 손깍지를 낍니다.
3. 숨을 들이마시고 내쉬면서 몸을 올려줍니다.
4. 몸을 천천히 내리면서 다시 숨을 들이마십니다.
5. 양쪽을 해봤을 때 잘 안 되는 쪽이 측만증이 심한 곳입니다. 잘 안 되는 쪽을 더 많이 반복합니다.
6. 10회부터 시작하며 땀이 날 정도로 많은 횟수를 반복해야 합니다. 무엇보다 오랜 시간 반복하는 것이 가장 중요합니다. 숨을 들이마실 때는 폼롤러를 밀어내는 느낌을 주는 것이 좋습니다.

# 척추측만증에 좋은 운동 2

척추측만증은 척추와 디스크의 변형입니다. 척추의 정렬이 깨지면 우리 몸에 각종 질병이 나타나는데요. 흉추의 변형 또는 흉곽의 변형은 호흡순환기계 병변, 요추의 변형은 내장 및 순환기계 병변을 가져옵니다. 오늘은 땅콩볼을 이용한 운동을 알아볼게요.

1. 소프트한 땅콩볼 위에 날개뼈가 편하게 놓일 수 있게 조심히 눕습니다.
2. 엉덩이를 살짝 들어 체중을 발 전체에 실어줍니다. 척추를 따라서 위아래로 볼을 굴려줍니다.
3. 통증이 나타나는 부위가 있다면 멈춘 다음 흉식 호흡으로 들숨 때 땅콩볼을 밀어내는 느낌을 주면서 10회 반복합니다.
4. 척추의 등뼈 움직임을 고정한 상태에서 목 근육을 부드럽게 움직일 수 있도록 롤링 마사지를 진행해 흉추의 근육들을 이완합니다.

# 골반이 틀어졌는지 확인해보자

골반이 틀어졌는지, 틀어졌다면 어느 쪽으로 틀어졌는지 확인해봅시다. 먼저 주의해야 할 몇 가지가 있습니다. 첫째, 신발을 벗어야 하고 둘째, 주변에 장애물이 없어야 합니다. 눈을 감고 제자리 걷기 50회를 실시합니다. 이후 내가 어디에 서 있는지 확인하면 됩니다.

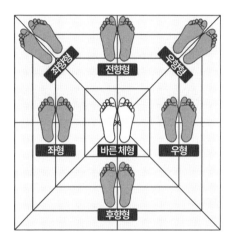

제자리에 서 있다면 바른 체형입니다. 제자리보다 앞쪽으로 이동했다면 골반이 앞쪽으로 기울어지지는 않았는지 의심해야 합니다. 제자리보다 뒤쪽에 서 있다면 골반이 뒤쪽으로 기울었을 수도 있어요.

만약 오른쪽 앞으로 이동했다면, 골반이 앞쪽으로 기울어지고 오른쪽으로 돌아간 것을 의심해봐야 합니다. 왼쪽 앞으로 이동했다면 골반이 왼쪽으로 돌아갔을 수도 있겠죠?

단순히 오른쪽으로만 이동했다면 어깨와 오른쪽 골반이 내려갔을 수도 있습니다. 왼쪽으로 이동했다면, 어깨와 왼쪽 골반이 내려갔을 수도 있습니다.

# 골반 교정 마사지

골반은 인체에서 매우 중요한 역할을 합니다. 구조적으로 상체와 하체를 연결해주는 역할을 할 뿐만 아니라 기능적으로 하체에서 상체로 올라가고, 상체에서 하체로 내려가는 힘의 전달을 조절하는 곳이기도 합니다. 앞에서 골반이 어느 쪽으로 기울어져 있는지 확인했나요? 이번에는 어디를 마사지하면 좋을지 알아봅시다.

### 골반이 앞쪽으로 기울었다면

골반이 앞쪽으로 기울었다면(오리 궁둥이) 앞쪽에 있는 대퇴사두근을 이완하며 마사지하고 뒤쪽 햄스트링 근육을 강화해야 합니다.

### 골반이 뒤쪽으로 기울었다면

골반이 뒤쪽으로 기울었다면 반대로 대퇴사두근은 강화하고, 햄스트링 근육을 이완하면 됩니다.

# 골반 교정 스트레칭

골반은 척추와 하체를 연결하는 역할을 하기에 골반이 불균형하게 틀어지면 상체와 하체의 체형 불균형과 통증을 유발합니다. 골반이 불균형하면 상체 쪽에는 척추 측만과 어깨 불균형, 경추 불균형 등 다양한 증상이 나타나고, 하체 쪽에는 다리 길이 차이로 여러 문제들이 발생하기 때문에 틀어진 골반을 바르게 정렬하는 데에 관심을 둘 필요가 있습니다.

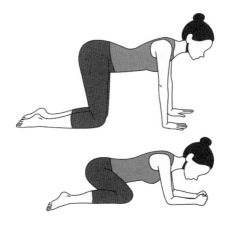

1. 바닥에 손을 짚어 네발 기기 자세를 만든 다음, 양다리 무릎을 골반보다 넓게 벌립니다.
2. 팔꿈치를 바닥에 지지한 후 엉덩이를 뒤쪽으로 밀어준다는 느낌으로 뒤쪽에 체중을 실어줍니다.
3. 안쪽 허벅지가 늘어나는 느낌으로 스트레칭을 하며 허리가 둥글게 말리지 않게 중립이나 약간의 아치를 유지하며 15~20초간 유지합니다.
4. 3세트 반복합니다.

# 골반 교정 강화 운동

골반에서 뚝뚝 소리가 나거나, 길을 걷다 보면 바지, 치마나 옷들이 자꾸 돌아가는 느낌이 드는 분들, 엉덩이가 처져 있거나, 엉덩이가 오리궁둥이라는 소리를 많이 듣는 분들, 체중을 한쪽 다리에 많이 싣고 서 있는 분들은 모두 골반 불균형을 의심해야 합니다.

골반 불균형은 좌식생활, 다리 꼬기, 임신과 출산, 잘못된 수면 자세, 잘못된 생활습관과 운동 부족 등으로 생기는데요. 오늘은 이런 불균형을 막기 위한 골반 교정 운동을 배워보도록 하겠습니다.

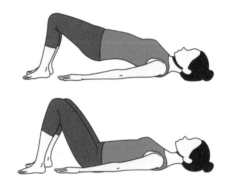

1.  누운 상태에서 양다리를 골반 너비로 벌리고 세웁니다.

2.  허리를 중립으로 만든 상태에서 꼬리뼈부터 엉덩이를 바닥에서 떼며 들어올립니다.

3.  엉덩이와 복부의 힘을 주고 3~5초간 유지 후 등, 허리, 엉덩이 순으로 천천히 내려주는 동작을 10번씩 3세트 반복합니다.

# 골반이 앞으로 기울었다면

골반 전방경사는 골반이 앞쪽으로 기울어진 것을 말합니다. 과도하게 골반이 앞으로 기울었다면 허리에 통증이 올 수 있습니다. 하체를 바라보는 관점에서 골반은 도르래와 같은 역할을 합니다. 골반의 경사각을 조절하면 통증은 바로 완화될 수 있습니다.

골반이 앞으로 기울었을 때 몸 앞쪽의 대퇴사두근과 뒤쪽의 척추기립근을 이완해야 합니다. 그리고 앞쪽 복직근과 뒤쪽 햄스트링은 강화해 주고요.

1.  천장을 바라보고 눕습니다.

2.  준비된 수건을 발뒤꿈치 밑에 펼쳐 놓습니다.

3.  수건을 발바닥으로 밟을 정도만 무릎을 구부립니다.

4.  엉덩이를 최대한 높이 들어올립니다.

5.  들어올린 상태에서 뒤꿈치를 엉덩이 방향으로 빠르게 당깁니다.

6.  엉덩이 쪽에 있는 뒤꿈치를 발바닥에 있는 수건을 밀면서 원위치로 돌아갑니다.

7.  10회 3세트 반복합니다. 만약 뒤쪽 허벅지에 쥐가 난다면 잠시 휴식합니다.

# 골반이 뒤로 기울었다면

좌식문화가 발달한 우리나라에서는 골반이 뒤로 기우는 경향이 많습니다. 특히 허리를 뒤로 빼면서 앉은 자세를 취하면 골반은 뒤쪽으로 경사를 만들게 되며 그로 인해 허리 디스크가 생길 수 있습니다. 골반이 뒤쪽으로 가면 중력을 분산시킬 수 없게 되며 커브의 각도가 줄어들면서 일자 형태의 허리가 됩니다.

이때 대퇴사두근과 척추기립근을 강화하고, 햄스트링 근육과 복직근은 이완하면 골반의 정렬이 좋아지겠죠?

1. 엎드려 눕습니다.
2. 발 앞쪽 밑에 수건을 펼칩니다. 한쪽 발씩 수건 두 개를 놓습니다.
3. 수건을 당기면서 한 발의 무릎이 배꼽에 닿을 정도로 올라갑니다.
4. 올라간 다리의 수건을 밀면서 원위치로 돌아갑니다.
5. 반대도 마찬가지로 수건을 당기면서 운동합니다.
6. 10회 3세트 반복합니다. 엎드려 있는 것이 힘들다면 상체를 세울 수 있는 의자에 기대어 진행합니다.

# 장요근 스트레칭

운동할 때 유산소 운동 많이 하시죠? 달리기 같은 것들이요. 우리가 달릴 때 가장 많이 쓰는 근육은 장요근입니다. 고관절을 접을 때 쓰는 근육인데요. 이 근육은 중요한 만큼 문제를 자주 일으켜 허리 통증을 유발하기도 합니다,

장요근은 골반 부근의 장골근과 요근 두 근육을 합쳐 말하는 단어입니다. 장요근에 문제가 생기면 고관절의 균형이 깨지고 허리와 무릎에도 영향을 미쳐 통증으로 이어집니다. 뛰기 전에 장요근 스트레칭을 하면 아플 일이 줄어들겠죠? 맨몸으로 어디서든 가능한 장요근 스트레칭을 해보도록 하겠습니다.

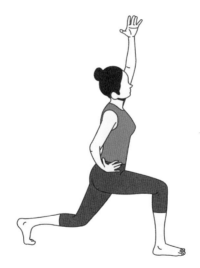

1.  오른 다리를 ㄱ 모양, 왼 다리를 ㄴ 모양으로 만듭니다.

2.  먼저 발바닥이 떨어지지 않게 무릎을 앞으로 밀어줍니다.

3.  발이 앞으로 나가 있는 방향으로 반대 팔을 넘겨줍니다.

4.  10초 유지하고 돌아옵니다. 2세트 진행합니다.

# 양반다리가 안 될 때 하는 고관절 가동성 운동

양반다리를 하는 게 힘든 분들 많으시죠? 보통 고관절이 뻣뻣하면 양반다리 자세를 하는 것이 힘들 뿐 아니라 고관절과 허리 통증으로 이어지는데요. 나이가 들수록 몸이 굳고 뻣뻣해질 수밖에 없기에 습관적으로 고관절 가동성 운동을 해주는 것이 중요해요.

그렇다고 억지로 몸을 늘이면 절대 안 됩니다. 몸이 점차 늘어나게끔 반복해주는 것이 가장 중요해요.

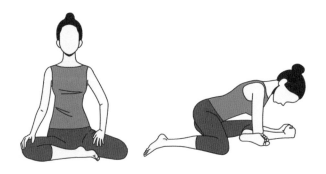

1. 다리를 ㄱㄴ 모양으로 만듭니다. 만약 유연하다면 ㄱㄴ 모양을 크게 만들고, 유연하지 않다면 ㄱㄴ 모양을 작게 만듭니다.

2. 앞으로 10초간 몸을 숙여줍니다.

3. 앞쪽 발이 있는 방향으로 몸을 틀어 10초간 숙여줍니다.

4. 총 10회 반복합니다.

# 닐링 스쿼트

닐링 스쿼트는 무릎을 꿇고 앉아서 하는 스쿼트입니다. 엉덩이 근육에 집중하면서 고관절을 접었다가 펴주는 것이 중요한데요. 이 점을 기억하면서 동작을 해주면 더 좋을 것 같습니다.

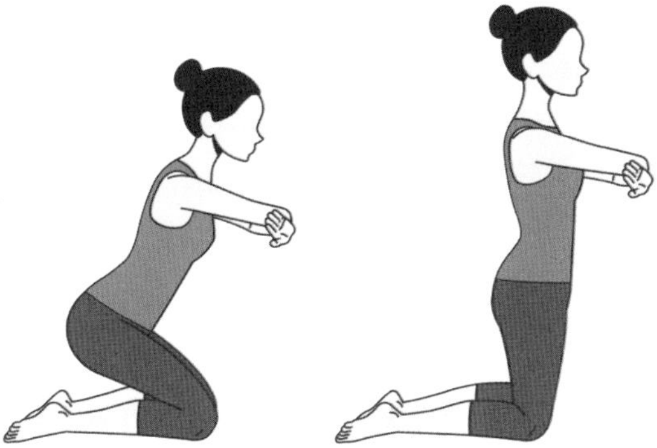

1. 양쪽 무릎을 꿇습니다.
2. 상체와 엉덩이를 펴서 시선은 정면을 바라봅니다.
3. 아랫배에 힘을 주고 엉덩이를 뒤로 내밀어주세요.
4. 엉덩이와 발이 가까워지도록 서서히 내려갑니다. 고관절을 굽히고 접는다는 느낌으로 합니다.
5. 엉덩이가 종아리에 닿을 듯한 정도까지만 내려갑니다.
6. 고관절을 편다는 느낌으로 엉덩이가 제자리로 돌아옵니다.
7. 15회 2세트 반복합니다.

**✖ 주의사항** 목이 구부려지며 머리를 숙이지 않게 주의합니다. 허리가 꺾이지 않도록 하세요. 처음 자세로 돌아오며 엉덩이를 밀어올릴 때는 엉덩이를 조인다는 느낌으로 해야 합니다. 저항을 더 주고 싶다면 손에 무게가 나가는 물건을 들고 하는 것도 좋습니다.

# 딥 스쿼트 자세에서 골반 앞뒤로 움직이기

허리는 상체와 하체를 연결하고 우리 몸 중심에서 안정성을 담당하는 부분입니다. 평소에 많은 부하를 받는 관절 중 하나로 한번 통증이 시작되면 쉽게 사라지지 않는 곳이죠. 골반과도 직접적으로 연결돼 있어 복합적으로 스트레칭하고 운동하는 것이 좋습니다. 허리가 편해지는 고관절 가동성 운동을 알려드릴게요. 이 운동을 꾸준히 하면 골반이 교정되고 고관절 근육이 이완되며 관절이 유연해집니다. 척추, 허리뼈를 잡아줘 몸의 정렬을 돕습니다. 하체 근육도 강화되며 혈액순환에도 큰 도움이 됩니다.

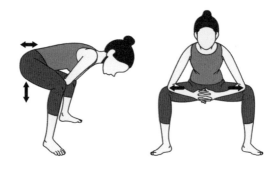

1. 다리를 골반 너비보다 조금 더 넓게 벌려주세요.

2. 발을 약간 바깥쪽으로 살짝 틀어주세요.

3. 엉덩이를 뒤로 빼면서 고관절을 굽힙니다.

4. 무릎을 굽히며 의자에 앉듯이 내려갑니다.

5. 양손을 맞잡고 팔꿈치를 무릎에 댑니다.

6. 무릎을 바깥쪽으로 밀어내는 힘을 줍니다.

7. 골반을 앞뒤로 움직이면서 엉덩이를 올렸다 내립니다.

8. 10회 2세트 반복합니다.

# 막대를 이용한 힙힌지 운동

허리가 편해지는 고관절 가동성 운동을 알려드릴게요. 막대를 이용한 힙힌지 운동인데요. 힙힌지는 Hip과 Hinge를 합친 단어로, 고관절이 들어가도록 접고 편다는 뜻입니다.

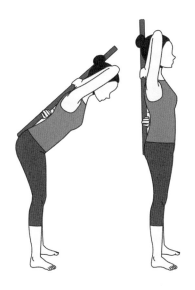

1. 본인의 상체보다 긴 막대를 등 뒤에서 잡습니다.

2. 한 손은 목 뒤에 한 손은 허리 뒤에 둡니다.

3. 엉덩이를 뒤로 내밀면서 고관절을 살짝 구부려주세요.

4. 허벅지랑 복부가 가까워지도록 고관절을 접습니다.

5. 머리, 등, 허리가 막대에서 떨어지지 않도록 하며 상체를 인사하 듯 숙이세요.

6. 고관절을 펴면서 시작 자세로 돌아옵니다.

7. 10회 2세트 반복합니다.

✖ **주의사항** 무릎이 구부러지지 않도록 주의합니다. 고개가 바닥으로 떨어지지 않도록 목을 일자로 유지합니다. 허리가 말리거나 아치가 생기며 꺾이지 않도록 하세요.

# 엉덩이 근력 운동

허리가 아플 때 허리를 강화해야 한다고 익히 알고 있는데요. 실질적으로는 허리의 약화가 아닌 엉덩이 근육의 약화로 허리 통증이 생기는 경우가 많습니다. 원래 사용해야 하는 엉덩이가 제대로 쓰이지 못하면서 허리가 대신 과하게 사용되는 거죠. 엉덩이 근력을 키우면 허리 통증을 줄일 수 있습니다.

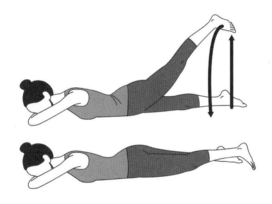

1. 엎드린 상태에서 무릎을 펴고 한쪽 다리를 위로 들어줍니다.
2. 올린 높이를 유지하고 옆으로 이동시켜 바닥을 찍고 다시 위로 올라옵니다.
3. 1번의 상태로 다시 돌아옵니다.
4. 10회 2세트 반복합니다.

✱**주의사항** 다리를 올릴 때 몸이 움직일 만큼 무리하면 안 됩니다. 허리가 꺾이지 않게 주의합니다.

# 회사에서도 할 수 있는 엉덩이 스트레칭

허리가 너무 아파서 병원에서 검사를 받았는데도 이유를 모른다면?
디스크도 멀쩡한데 허리가 아프다면 어떻게 해야 할까요? 지금부터
'가짜 허리디스크'라고도 불리는 이상근 증후군을 알아보겠습니다. 이
상근은 엉덩이 안쪽에 있는 근육 중 하나로 정말 작습니다. 좌골 신경
이 밑에 지나가고 있어 문제가 생기면 좌골 신경을 압박해 엉덩이, 허
벅지 뒤쪽, 발까지 통증 또는 저림이 나타날 수 있습니다. 이를 이상근
증후군이라고 합니다. 이상근 증후군은 보통 이상근을 잘 관리해주면
금방 좋아집니다. 그럼 지금부터 진행해보겠습니다.

1. 의자에 앉아서 다리를 꼬아줍니다.
2. 허리를 펴고 무릎을 향해 몸을 숙여 20초간 유지합니다.
3. 반대쪽도 총 2세트 진행합니다.

# 팔자걸음이라면 해야 하는 스트레칭

여러분의 걸음걸이에 관해 생각해본 적 있나요? 아마 올바른 자세로 걷는 분들이 거의 없을 텐데요. 특히 팔자 형태로 걷는 분들이 참 많습니다. 팔자걸음으로 걷게 되면 발이 바깥쪽으로 벌어지고 대퇴뼈도 돌아가며, 허벅지 바깥쪽 근육들의 긴장도가 높아집니다. 팔자걸음으로 가장 스트레스를 받았을 대퇴근막장근을 스트레칭해보겠습니다.

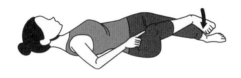

1.  천장을 보고 똑바로 누워 양쪽 무릎을 세웁니다.
2.  스트레칭을 할 허벅지 위에 반대 발의 복숭아뼈가 닿도록 합니다.
3.  올려놓은 다리에 힘을 주면서 무릎이 바닥에 가까워지도록 아래로 내립니다.
4.  고개는 무릎과 반대 방향으로 돌립니다.
5.  15초 유지하고 2세트 반복합니다.

✖ **주의사항** 허리가 과도하게 돌아가지 않도록 합니다. 날개뼈가 바닥에서 떨어지지 않도록 합니다. 개인의 근육 상태에 맞게 가능한 범위까지만 스트레칭을 진행합니다.

# 팔자걸음이라면 해야 하는 근력 운동

팔자걸음으로 계속 걷다 보면 허벅지 바깥쪽 근육과 인대는 짧아지고, 허벅지 안쪽 근육은 늘어나고 약해집니다. 오늘은 약해진 안쪽 근육 중 내전근을 강화하는 운동을 알려드리겠습니다.

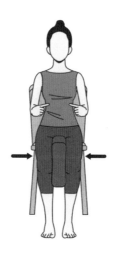

1. 양발을 바닥에 붙이고 허벅지의 절반이 의자에서 떨어지도록 앉습니다.
2. 쿠션 또는 베개를 무릎 사이에 끼우고 바닥에 떨어지지 않도록 다리를 가운데로 모으는 힘을 줍니다.
3. 모으는 힘을 유지한 채 15초간 버팁니다.
4. 힘을 빼고 휴식하세요.
5. 10회 반복해서 진행합니다.

✖**주의사항** 모으는 힘을 줄 때 상체가 앞으로 기울거나 허리가 둥글게 말리지 않도록 주의하며, 어느 정도 두께가 있는 쿠션을 사용하는 것이 좋습니다.

# 내전근 스트레칭

격렬한 운동을 하다 보면 하체와 코어를 많이 사용하는데요. 코어를 움직일 때 특히 허벅지 안쪽 근육이 중요합니다. 허리를 세울 때 이 근육이 함께 사용되기 때문입니다. 더 자세히 말해볼게요. 내전근은 4개의 근육으로, 고관절에서 허벅지의 안쪽 움직임을 만들어내는 근육입니다. 균형을 잡거나 회전 그리고 속도를 내고 싶을 때 내전근의 중요성은 더욱 커집니다. 아시다시피 운동 전 스트레칭은 근육을 효율적으로 쓸 수 있게 합니다. 내전근 스트레칭을 꾸준히 해주면 하체의 흔들림을 잡을 수 있습니다. 부상을 예방하는 데도 좋고요.

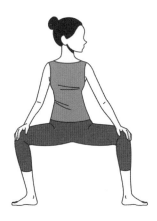

1. 양발을 바깥으로 벌려준 상태에서 최대한 벌리고 섭니다.
2. 허벅지와 바닥이 평행할 수 있게까지 내려와 양손은 무릎 안쪽에 올려둡니다.
3. 어깨는 올라가지 않으며 오른손으로 무릎을 밀어주면서 고개는 왼쪽을 향합니다.

4. 골반을 살짝 왼쪽으로 무게 중심을 이동합니다.

5. 허벅지 안쪽 근육이 늘어나는 느낌으로 30초 유지해주세요.

6. 반대편도 같은 방법으로 진행합니다.

# 계단을 오르고 내릴 때 무릎이 아프다면

계단을 오르고 내릴 때 불편함을 느꼈다면 내가 계단을 올바른 방법으로 오르내리고 있는지 확인해볼 필요가 있습니다. 계단을 올라갈 때 무릎 통증을 겪은 분들은 계단을 올라갈 때 발의 앞부분만을 계단에 걸치고 체중을 딛으며 올라가지 않았는지 확인해보세요. 이렇게 계단을 오르면 계단에 닿는 발의 면적이 적어 균형이 흔들리며 다칠 수 있습니다. 게다가 아킬레스건에 하중이 많이 실려 염증이나 통증이 발생할 수도 있죠. 발의 안쪽에 체중이 실리면서 족저근막에 무리가 가고, 대퇴근육이 많이 쓰여 슬개근에 부담이 갈 수도 있습니다.

그럼 제대로 계단을 오르려면 어떻게 해야 할까요? 계단을 올라갈 때 제일 중요한 건 대둔근과 중둔근 같은 엉덩이 근육입니다. 엉덩이 근육을 잘 사용할 줄 알아야 무릎에 무리가 가지 않죠. 엉덩이 근육을 잘 사용하면서 계단을 오르는 방법을 알려드리죠. 먼저 계단에 발을 디딜 때 발의 외측과 뒤꿈치에 체중을 지지하고, 무릎이 안으로 들어가지 않게 살짝 바깥쪽을 향하게 한 후 상체를 숙이지 않고 곧게 세워 무릎을 펴주며 올라가야 합니다. 상체를 숙이면 대퇴에 체중이 실려 무릎 통증이 생길 수 있으니 주의합니다.

계단을 내려갈 때 무릎이 아픈 분들은 상체를 뒤로 젖히면서 엉덩이 근육보다 허벅지 근육을 과하게 사용해 내려가지 않았는지 확인해야 합니다. 내려갈 때 무릎이 아픈 분들은 어떻게 해야 할까요? 상체를 앞으로 살짝 숙이고 발을 살짝 바깥쪽으로 틀어주면서 새끼발가락 밑쪽과 뒤꿈치가 계단에 닿으며 무릎을 굽혔다 펴는 동작으로 계단을 내려가야 합니다.

# 등산 전후에 하면 좋은 무릎 마사지

무릎 통증은 등산객들에게 흔한 문제입니다. 등산 중 무릎 통증을 겪는 이유는 무엇일까요? 경사로를 오를 때 체중의 2~3배의 압력이 무릎에 가해지며 내려갈 때는 그보다 훨씬 많은 압력이 무릎에 가해집니다. 이때 통증이라는 신호가 올 수 있는데요. 굉장히 중요한 신호이니 절대 무시하면 안 됩니다. 쉽게 말해 특정 부위의 근육이 너무 많이 일하고 있으니 쉬게 해달라는 뜻입니다.

1. 무릎을 펴고 무릎뼈를 잡습니다.
2. 위아래 좌우로 천천히 밀면서 움직입니다.
3. 무릎뼈 주변을 1분간 마사지합니다.

✖ **주의사항** 무릎이 잘 안 움직이는 분들은 부상의 위험도가 높을 수 있으니 꼭 마사지를 하고 등산하는 것을 추천합니다.

# 무릎이 시릴 때 하는 스트레칭

우리 몸의 관절들은 온도나 습도에 민감합니다. 날씨의 영향에 따라 관절이 경직되고, 주변 근육과 인대들이 뻣뻣해지기도 합니다. 우리 몸속에 혈관들이 수축해 움츠러들기 시작하면 혈액순환이 제대로 되지 않아 통증이 생기기도 하죠. 이렇게 나타나는 증상이 무릎 시림입니다.

무릎 시림 증상은 날씨에 따라 불편감이 증가 또는 줄어들고, 계단을 오르내릴 때, 운동할 때, 앉았다 일어날 때 등 활동하면서도 불편감을 느낄 수 있습니다. 이런 증상이 있을 때는 무릎관절을 따뜻하게 찜질해 혈액순환을 도와주거나 스트레칭 또는 가벼운 운동을 하는 것이 좋습니다. 그럼 무릎이 시릴 때 하면 좋은 스트레칭을 해보겠습니다.

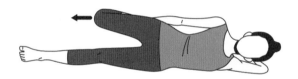

1. 옆으로 누워 위에 있는 다리를 뒤로 접어 줍니다.
2. 접힌 다리와 같은 쪽의 손으로 접은 다리의 발목을 잡아주며 허벅지 앞쪽을 자극합니다.
3. 15~20초 3세트 실시한 후, 반대쪽도 진행합니다.

✖**주의사항** 허리가 꺾이지 않게 주의하며 허벅지 앞쪽 근육에 자극을 주는 느낌으로 실시합니다.

# 무릎이 시릴 때 하는 운동

무릎이 시리고 불편하다면 무릎관절을 지탱해주는 핵심적인 근육인 대퇴사두근 강화 운동이 필요합니다. 대퇴사두근 강화를 통해 무릎관절이 받는 힘을 줄여주면 무릎 통증 완화에 도움이 됩니다. 의자만 있으면 어디서나 가능한 무릎 강화 운동을 해봅시다.

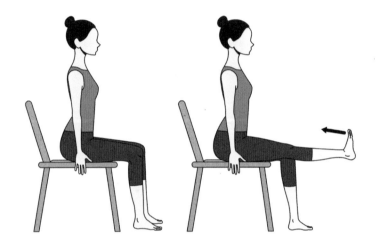

1.  의자에 앉은 상태에서 복부에 긴장감을 유지하며, 상체를 곧게 편 후 무릎을 천천히 펴줍니다.

2.  무릎을 편 상태에서 발목을 몸쪽으로 당겨서 5초 유지하고 다시 원래 상태로 돌아갑니다.

3.  동작은 양쪽 각각 10개씩 3세트 진행해주며, 허벅지에 힘이 들어가는 느낌을 느껴봅니다.

# 무릎 안쪽이 아플 때는 내전근 마사지

무릎 안쪽의 통증은 주로 무릎뼈 안쪽 아래에서 발생합니다. 두덩정강근, 넙다리빗근, 반힘줄근 3가지 근육을 합쳐 '거위발'이라고 부르며 이곳에 염증이 생기면서 통증이 발생하는 경우가 많습니다. 하지만 이 3개의 근육은 작아서 움직이는 데 큰 작용을 하지는 않습니다. 큰 근육들에서 문제가 생기면 어쩔 수 없이 작은 근육들이 과하게 사용되는데 이로 인해 안쪽 통증이 발생합니다. 그렇다면 우리는 큰 근육을 풀어서 이곳이 원래 일만 할 수 있도록 도와야 합니다.

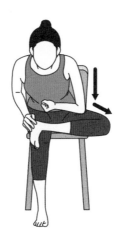

1. 의자에 앉습니다.
2. 무릎뼈 윗부분부터 팔을 이용해 지긋이 압박하고 위아래로 움직입니다. 10회 정도 진행합니다.
3. 팔을 조금 더 위로 올려서 진행합니다.
4. 골반 근처까지 팔이 올라오면 다시 밑으로 내려가서 왕복 2회 반복합니다.

# 무릎 바깥쪽이 아플 때는 대퇴근막장근 마사지

무릎을 굽히는 동작을 많이 하거나 등산, 사이클 같은 운동을 무리하게 했을 때 나타나기 쉬운 무릎 바깥쪽 통증. 무릎 바깥쪽에 있는 장경인대는 엉덩이부터 무릎까지 이어진 인대로, 긴장돼 있으면 더 마찰되기 쉽고 통증이 생기기 쉽습니다. 장경인대는 대퇴근막장근에 영향을 많이 받기 때문에 이 부분을 먼저 풀어주는 것이 중요합니다. 참고로 너무 아플 때 진행하는 것은 오히려 무릎에 좋지 않으니 통증이 좀 줄어든 상태에서 마사지하는 것을 권장합니다.

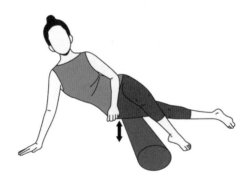

1. 폼롤러를 바지 주머니 있는 부분에 두고 위아래로 움직이며 풀어줍니다.
2. 20회 반복하고 너무 아프다면 가만히 버티기만 해도 됩니다.

# 엑스다리 교정하기

최근 우리나라 생활습관이 서구화됨에 따라 자세 불균형과 비만 등이 빠르게 늘고 있습니다. 이로 인해 다리의 변형이 초래되는데요. 엑스다리(외반슬)는 한쪽 혹은 양쪽 무릎이 신체의 정중선 쪽으로 치우친 상태입니다. 엑스다리는 엉덩이 관절, 무릎 관절, 발목이 안쪽으로 돌아가면서 발생하는 불균형입니다. 몸의 정렬을 바로잡기 위해서는 엑스다리도 교정해야 합니다. 엑스다리에 좋은 스트레칭과 운동을 배워 봅시다.

### 스트레칭

1. 한 손으로 벽을 짚고 서서 스트레칭하려는 다리를 몸의 뒤쪽 대각선 방향으로 엄청나게 멀리 뻗어서 엉덩이를 벽 쪽으로 밀어줍니다.
2. 반대쪽 다리를 약간 굽혀서 몸을 일으킵니다.
3. 대퇴근막장근이 늘어나는 게 느껴질 때까지 힘을 조절해 자세를 유지합니다.
4. 20~30초 정도 유지한 후, 풀어주고 3~5세트 진행합니다.

### 근력 운동

1. 차렷 자세에서 뒤꿈치를 붙이고 발을 최대한 부채꼴 모양으로 만듭니다.
2. 무릎을 최대한 편 상태를 유지하고 항문에 힘을 주면서 30초 이상 유지합니다.
3. 3회 5세트 하루 2회 반복합니다.

# 등산 후 정강이가 아프다면

발등을 위로 잡아당기면 통증이 심해지는 전경골근 관련 질환은 정강이의 앞쪽 근육과 관련이 있습니다. 특히 발끝을 세울 때 당겨지는 느낌을 더욱 잘 느낄 수 있습니다. 해당 근육은 엄지발가락을 몸쪽으로 당기는 기능과 함께 발을 움직이는 것은 물론, 발을 고정해 다리가 땅에 끌리는 것을 막아주는 역할을 합니다. 오랜 시간 똑바로 서 있을 수 있도록 균형을 잡아주고 제대로 걸을 수 있도록 해주기 때문에 인간의 직립 보행에 큰 역할을 하는 근육입니다.

등산 후 정강이뼈 외측 부분의 근육을 강하게 눌렀을 때 참기 힘든 정도의 통증을 느낀다면 전경골근 근육에 문제가 있을 수 있습니다. 등산화를 헐렁하게 신으면 신발 안에 발이 움직이면서 전경골근을 과활성화시키기도 하고요. 뒤꿈치로 산을 내려오면 전경골근이 과하게 활성화되기도 합니다.

# 다리가 저릴 때 하는 운동 1

좌골신경통은 요통과 혼동하기 쉽습니다. 요통은 허리, 엉덩이 같은 국소 부분에만 통증이 생기는 경우가 많습니다. 하지만 좌골신경통은 말 그대로 좌골에 있는 신경에 문제가 생겨 나타난 통증입니다. 좌골 신경은 허리에서 내려온 신경 뿌리들이 엉덩이 뒤쪽으로 모여 허벅지 뒤, 종아리 뒤, 발바닥까지 내려갑니다. 그래서 좌골신경통이 생기면 허리에서 다리까지 좌골 신경이 지나는 곳을 따라 뻗치는 통증을 경험하게 되죠. 좌골신경통의 원인은 허리 디스크 돌출로 좌골 신경 뿌리가 눌려 생기는 경우가 많습니다. 인대나 근육 등 다른 조직이 신경을 눌러 통증이 발생하기도 합니다.

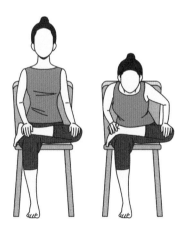

1. 의자에 앉은 상태에서 스트레칭하려는 발목을 반대쪽 무릎 위에 숫자 4 모양으로 얹어 줍니다.
2. 허리를 곧게 편 상태에서 다리 쪽으로 상체를 숙입니다.
3. 20초간 유지합니다.

# 다리가 저릴 때 하는 운동 2

어느 날 갑자기 허리가 심하게 아파서 병원에 갔을 때 혹시 디스크일까 걱정하는 경우가 많죠. 많이들 헷갈려 하는 요추 급성염좌와 허리 디스크의 차이점에 관해 간단히 알아보겠습니다. 흔히들 삐었다라고 표현하는 요추 염좌의 경우 허리에 집중적으로 통증이 발생합니다. 허리를 뒤로 젖히면 아프고, 허리 부위의 근육을 살짝 누르면 통증이 많이 느껴집니다.

반면 허리 디스크는 신경이 눌리는 증상이기 때문에 허리 근육을 눌렀다고 해서 통증이 유발되지는 않습니다. 허리 디스크가 있다면 다리가 저리거나 다리에 힘이 빠집니다. 앞으로 몸을 숙이면 아프고 일어나 걸으면 증상이 호전되는 경우가 많습니다.

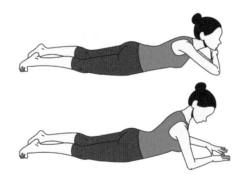

1. 엎드린 상태에서 주먹을 서로 맞대고 턱 밑에 댑니다. 그 위에 얼굴을 두고 호흡합니다. 30초 유지 후 휴식하고 다시 30초 동안 자세를 유지합니다.

2. 엎드린 상태에서 다이아몬드 프레스 자세를 취하고 엉덩이 근육과 복부의 힘을 주며 30초 동안 유지합니다. 휴식 후 반복합니다.

# 걸을 때 다리에 힘이 빠진다면

걸을 때 다리에 힘이 자주 빠지나요? 걷다가 다리에 힘이 빠지는 증상은 여러 원인에 의해 발생합니다. 허리 디스크의 영향으로 힘이 빠질 수도 있고, 척추관 협착증이나 하지정맥류, 하지 무력증, 다리 근력의 약화 등 다양한 원인에 의해 힘이 빠질 수도 있습니다. 걸을 때 다리에 힘이 빠진다면 중둔근을 강화해야 하는데요. 오늘은 중둔근 강화에 좋은 클램셸(Clamshell) 동작을 배워볼게요.

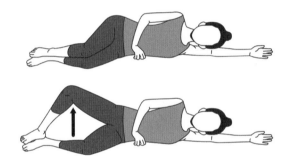

1.  옆으로 누워 팔베개하고 무릎과 고관절은 굽혀줍니다.
2.  위에 있는 손은 복부 앞쪽에 두고 상체를 고정한 뒤 발뒤꿈치는 서로 누르는 힘을 유지하며 위에 있는 다리의 무릎을 바닥에서 벌려서 들어줍니다.
3.  3초간 유지 후 돌아옵니다.
4.  엉덩이 옆쪽의 묵직한 느낌이 들 수 있게 15회 3세트 반복합니다.

# 다리에 쥐가 날 때 하면 좋은 스트레칭

다리에 쥐가 나는 것은 '근경련'이라고 합니다. 근경련은 갑작스럽게 근육이 수축해 딱딱해지고 통증까지 유발되는 증상을 말합니다. 종아리 근육은 크고 혈액이 많이 모이는 곳이라 쥐가 많이 나는데요. 수분이 줄어들어 전해질의 균형이 깨졌을 때, 운동 세포들이 과도하게 활성화됐을 때 갑작스레 근수축이 오는 경우가 있습니다. 이럴 때 어떻게 대처해야 할까요?

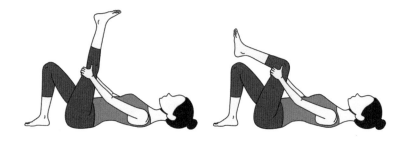

1. 누워서 무릎을 세우고 쥐가 나는 다리의 허벅지 뒤에 깍지를 낀 상태에서 무릎을 굽혔다 폈다를 반복합니다.

2. 10회 진행합니다.

3. 발목을 몸쪽으로 당기고 무릎을 접었다 폅니다. 10회 진행합니다.

4. 총 2세트 반복합니다.

✖ **주의사항** 몸이 유연하지 않으면 팔로 다리를 잡지 않고 벽에 다리를 놓고 진행합니다. 몸이 유연한 편이라면 반대쪽 다리를 펴서 진행하는 것도 좋습니다.

# 발목을 강화하는 가동성 운동

미끄러운 도로나 계단, 얼어붙은 도로에서 자칫 발을 잘못 내디디면 발목에 안정성이 떨어져 있는 사람들은 발목을 접질리기 쉽습니다. 발목의 부상은 안정성은 물론 가동성을 떨어트리는데 이는 다른 근골격계 질환을 불러올 수 있습니다. 위험성을 감소시키는 데 도움이 되는 발목 가동성 운동을 진행해보겠습니다.

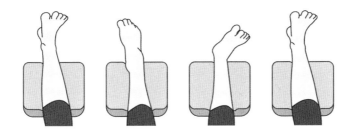

1. 종아리 밑에 베개나 쿠션을 받쳐줍니다.
2. 발목을 돌릴 때 정강이가 움직이지 않아야 합니다.
3. 발목만 분리해 움직인다는 느낌으로 크게 시계 방향으로 천천히 원을 그려줍니다.
4. 시계 방향으로 5~10회 돌려준 후, 반시계 방향으로도 실시합니다.
5. 총 2세트 진행합니다.

# 발목 강화 운동

걷다가 또는 운동하다가 발목을 접질려서 병원에 가본 적 있으신가요? 병원에서 "인대가 늘어나셨네요"라는 말을 들어봤을 거예요. 이때 더도 말고 딱 이렇게만 해봅시다. 먼저, 다친 부분을 움직이지 않는 것이 중요합니다. 골절이 있을 수 있고, 인대, 힘줄, 근육이 끊어졌을 수도 있기 때문입니다. 이후 냉찜질을 해주세요. 냉찜질은 혈관을 수축시켜 출혈을 줄입니다. 게다가 손상 부위의 염증을 줄여주기도 하고요. 하루에 2~3회가 적당하며, 15~20분을 넘기지 않아야 합니다.

그다음 붕대로 압박합니다. 부종과 출혈을 막아주며 발에 2차 손상을 예방해주는 것이죠. 붕대를 했다면 다친 다리를 심장보다 높게 올려주세요. 그리고 꼭 병원에 가야 합니다. 단지 접질린 것이라면 다행이지만 골절 또는 파열의 확률도 배제할 수 없기에 빠르게 가서 검사를 받아야 합니다.

마지막으로 예방이 가장 중요합니다. 발목을 한 번이라도 접질렸다면 인대가 늘어나 다음에도 또 접질리기 쉽습니다. 그래서 근육의 강화를 통해 발목의 안정성을 잡아줘야 합니다. 다만 접질린 지 별로 되지 않았거나 심하게 파열됐다면 치료가 우선입니다. 다친 후 바로 운동을 하게 되면 손상된 곳이 더 손상될 우려가 있기에 휴식을 취하면서 치료를 받는 것이 좋습니다. 이번 운동은 만성 통증으로 가는 것을 막는 데 효과적입니다.

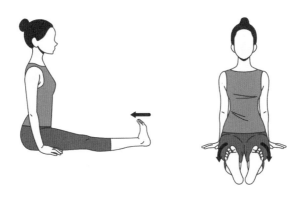

1. 앉아서 다리를 펍니다.

2. 발목을 고정하고 발만 바깥쪽으로 이동합니다.

3. 발목을 바깥쪽으로 이동할 때 종아리 바깥쪽에 힘이 들어가는지 확인합니다.

# 족저근막염에 효과적인 스트레칭

아침에 일어나 발을 디뎠을 때 발바닥이 아픈 경험이 있다면 족저근막염을 의심해야 합니다. 발뒤꿈치부터 발바닥 전체로 이어지는 섬유조직으로 된 막을 족저근막이라고 하는데, 이 근막은 발의 아치를 만들어 충격을 흡수하고 체중을 지탱하는 역할을 합니다. 많이 걷거나 사용하면 발바닥에 염증이나 미세손상이 생기면서 통증을 유발합니다. 일종의 퇴행성 질환이라 볼 수 있는 족저근막 통증에 도움이 되는 스트레칭을 배워보겠습니다.

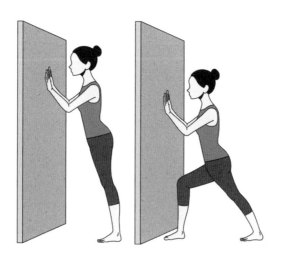

1.  벽을 보고 서서 양손은 벽을 짚고 통증이 있는 다리를 뒤로 뻗어 줍니다.
2.  앞에 있는 무릎을 구부려 체중을 앞쪽으로 이동시킨 후, 뒷다리는 무릎을 완전히 펴고 뒤꿈치가 바닥에서 떨어지지 않게 종아리 근육을 스트레칭하는 느낌으로 30초간 유지합니다.
3.  양쪽 각 2세트 반복합니다.

# 무지외반증이 생기는 이유

엄지발가락이 두 번째 발가락 또는 다른 발가락 쪽으로 휘어져 있는 무지외반증은 관절이 변형되면서 염증과 통증을 유발하는 족부 질환 중 하나입니다. 이런 무지외반증은 발의 지나친 유동성, 유전적인 요인, 류마티스 관절염 등에 의해 생겨납니다.

태어났을 때부터 선천적으로 발이 넓적하거나 평발인 경우, 앞부분이 좁은 신발을 많이 신는 경우, 걸을 때 무게 중심이 앞쪽으로 실리는 경우도 무지외반증을 만드는 환경적인 요인이 됩니다.

이렇게 생긴 무지외반증은 엄지 관절을 돌출시켜 통증을 유발합니다. 심한 경우 원하는 신발을 신을 수도 없게 되죠. 통증과 불편감을 주는 무지외반증을 예방하기 위해서는 환경적 요인을 제거해야 합니다. 볼이 좁은 신발과 굽이 높은 신발을 피하고 발가락 운동과 적절한 스트레칭을 해주는 것이 가장 좋습니다.

# 무지외반증에 좋은 운동

무지외반증은 평발이거나 발의 아치가 무너진 분들에게 많이 발생합니다. 발의 아치가 무너지고 평발인 분들은 엄지발가락의 관절 가동 범위가 줄어들고 엄지발가락의 힘을 잘 쓰지 못하는 경우가 많습니다. 무지외반증으로 엄지발가락의 힘을 잘 쓰지 못하는 분들에게 도움이 되는 발가락 운동을 해보겠습니다.

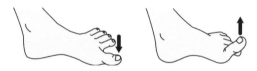

1.  의자에 앉아 발바닥을 바닥에 붙인 상태에서 엄지발가락만 바닥에 밀착합니다.

2.  나머지 4개의 발가락을 바닥에서 떨어지게끔 힘을 주고, 5초간 버티는 동작을 5회 반복합니다.

3.  반대로 4개의 발가락을 바닥에 붙인 상태로 유지하고 바닥에서 엄지발가락을 들어올립니다. 따봉 자세로 5초간 버티고 5회 반복합니다.

# 무지외반증에 좋은 스트레칭

발가락을 자세히 관찰해본 적 있나요? 발은 우리 몸을 지탱하고 지면으로부터의 충격을 흡수하는 중요한 역할을 합니다. 그만큼 많은 피로가 쌓이고 관절의 변형이 잘 일어나는 기관이기도 하죠.

발가락 관절의 변화를 대수롭지 않게 넘기면 질환으로 이어져 많은 고생을 하게 됩니다. 특히 엄지발가락이 휘어진 듯한 형태라면 무지외반증을 의심해봐야 합니다. 통증이 심해지면 정상적인 보행이 어려워지고 발의 아치가 무너지며 신체의 불균형을 초래하고 심하면 수술까지 해야 합니다. 그렇다면 스트레칭으로 발 근육이 짧아지고 굳어지는 것을 예방하면 좋겠죠?

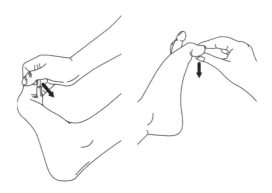

1.  발목과 발에 힘을 뺀 상태에서 엄지발가락을 잡고 몸쪽으로 구부려줍니다.
2.  발가락 바닥 부분이 늘어나도록 8초간 유지합니다.
3.  엄지발가락을 잡고 바닥 쪽으로 구부려 발등 부분이 늘어나도록 8초간 유지합니다.
4.  10회 반복합니다.

# 고무줄을 이용한 엄지발가락 벌리기

무지외반증에 도움이 되는 스트레칭으로 굳어진 근육을 부드럽게 이완했나요? 무지외반증은 스트레칭만 해주면 되는 것이 아니라 근력 운동으로 원래 상태로 돌아가지 못하게 잡아줘야 합니다. 그럼 지금부터 발가락 근력 운동을 알려드리겠습니다. 운동 전후로 따뜻한 찜질을 병행하는 것을 추천합니다. 무지외반증을 예방하기 위해서는 체형에 맞는 편한 신발을 착용하는 것이 중요합니다.

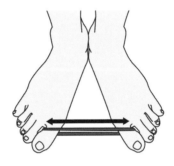

1. 탄성 있는 고무줄을 양쪽 엄지발가락에 끼워줍니다.
2. V자 모양이 되도록 양 발꿈치가 서로 맞닿게 합니다.
3. 엄지발가락에 힘을 주고 발을 옆으로 벌려 고무줄이 팽팽하도록 만듭니다.
4. 끝 범위에서 5초간 유지하고 천천히 힘을 빼고 돌아옵니다.
5. 15회 이상 반복해서 진행합니다.

**✖주의사항** 고무줄이 닿는 부분이 불편하다면 천이나 티슈를 덧대어 진행해도 좋습니다. 발가락보다 발목에 힘이 들어가지 않도록 주의합니다.

# 나는 평발일까?

평발은 구조적 평발과 기능적 평발로 나뉩니다. 발의 아치가 체중 부하가 없을 때는 유지되지만 체중을 지지할 경우에는 낮아지는 경우를 기능적 평발이라고 합니다. 먼저 평발인지 확인해봅시다.

서 있는 자세로 발을 지면에 닿게 하고 발목을 바깥쪽으로 회전해봅시다. 이때 내측 아치가 올라가면 기능적 평발일 수 있습니다. 만약 아치가 계속 무너져 있으면 구조적 평발일 수 있습니다.

평발은 발바닥의 아치가 무너진 상태입니다. 발의 아치를 근육 운동으로 보강해주면 아치를 단단히 잡아주는 힘이 생기게 됩니다. 보이는 부분을 운동해서 벌크업을 하는데, 그 못지않게 발바닥을 벌크업하는 것도 중요합니다. 발로 수건을 잡는 운동은 발의 깊은 근육(발의 내재근)을 강화하는 데 좋습니다.

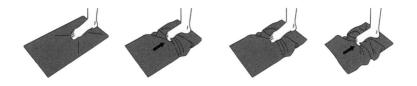

1. 딱딱한 바닥에 앉아 무릎을 펴면서 발을 앞쪽으로 뻗습니다.
2. 발바닥 밑에 수건을 두고 엄지발가락을 이용해 수건을 몸쪽으로 발가락의 힘으로만 잡아당깁니다.
3. 당긴 상태에서 20~30초 유지합니다. 7회 반복합니다.

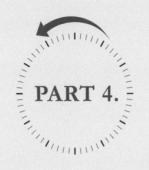

# PART 4.

# 오늘의 습관이
# 나이를 이긴다

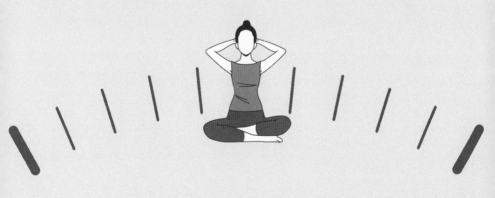

# 상체 불균형 테스트, 벤치프레스

여러분의 몸은 잘 정렬되어 있나요? 상체 균형을 확인해보는 방법을 알려드릴게요. 가족들과 함께 해보며 몸의 기능과 정렬을 확인해봅시다.

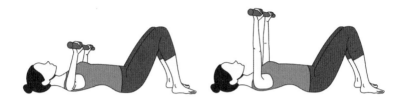

1.  천장을 보고 바로 눕습니다.

2.  무릎을 구부려서 세우고 발바닥은 바닥에 둡니다.

3.  양손을 어깨너비로 벌려 긴 막대나 우산을 잡습니다.

4.  잡은 막대를 명치 조금 위쪽에 둡니다.

5.  팔꿈치를 펴면서 막대를 위로 쭉 올려봅니다.

6.  다시 천천히 명치 쪽으로 내려봅니다.

7.  이 동작을 3번 반복합니다.


- 팔꿈치가 그대로 펴지지 않고 안으로 모이거나 밖으로 벌어지는 경우

- 양팔이 동시에 펴지지 않아 막대가 한쪽으로 기울어지는 경우

- 명치에서 시작해서 올렸는데 끝나는 지점이 눈 위나 배인 경우

- 막대를 올릴 때 허리가 구부러지거나 바닥에서 뜨는 경우

- 동작을 반복하면서 어깨 위치가 달라지는 경우


한 가지라도 해당하면 상체의 불균형을 의심해야 합니다.

# 하체 불균형 테스트, 토마스 검사

하체의 균형을 확인해봅시다.

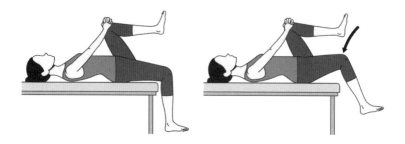

1.  천장을 보고 침대에 바로 눕습니다.

2.  양 무릎을 침대 밖으로 나오게 합니다.

3.  무릎을 굽혀서 한쪽 다리를 가슴 쪽으로 당깁니다.

4.  위 상태를 유지합니다.

5.  펴고 있는 반대쪽 다리를 확인합니다.

6.  천천히 원래 자세로 돌아가고 반대쪽도 똑같이 진행합니다.


- 펴고 있는 다리의 허벅지와 무릎이 침대에 닿지 않고 위로 뜨는 경우

- 다리를 가슴 쪽으로 가까이 당기지 못하는 경우

- 골반이 옆으로 빠지는 경우

- 상체가 옆으로 기울어지는 경우

- 한쪽은 가능한데 반대쪽은 안 되는 경우


한 가지라도 해당하면 장요근, 대퇴사두근의 문제로 하체의 불균형을
의심해야 합니다.

# 체중 관리에 좋은 영양소

### 비타민B

피로회복제로 알려진 비타민B는 실은 우리 몸에서 정말 다양하게 쓰입니다. 특히 에너지 대사에 관여하기 때문에 다이어터에게는 필수 영양소입니다. 비타민B를 섭취하면 에너지 대사가 잘 이뤄져 같은 양을 먹어도 살이 덜 찌게 해주죠. 이런 비타민B를 고를 때 주의해야 할 점이 있습니다. 비타민B는 우리 몸에서 유기적으로 사용되기 때문에 특정 비타민만 많이 들어 있거나, 빠져 있는 것보다는 비타민B1, 2, 3, 5, 6, 7, 9, 12 이렇게 8가지 종류의 비타민B가 고르게 들어가 있는 것이 좋아요.

### 아르기닌

아르기닌은 우리 몸에서 NO라는 물질을 만들어 혈관을 확장해주는 성분입니다. 지방 분해를 촉진하고 복부지방을 줄이는 작용을 도와줘 다이어터 분들이 많이 애용합니다. 특히 운동할 때 미리 먹으면 운동의 효율을 높이고 혈액순환을 돕기 때문에 지치지 않고 운동할 수 있습니다. 만성피로를 느끼는 분들이 섭취해도 좋습니다.

### 오메가3

우리 몸에 생기는 만성 염증은 에너지를 충분히 소비하지 못하게 방해합니다. 뱃살의 원인이 되기도 하죠. 이러한 만성 염증을 잡아줄 수 있는 영양제가 바로 오메가3입니다. 덧붙여 오메가3는 중성지방 수치를 낮춰주기 때문에 뱃살이 있는 분이라면 섭취하는 것이 좋습니다.

# 식단 관리

"어젯밤에 무엇을 드셨나요?" 대답을 머뭇거리며 "떡볶이요"라고 답했던 회원님이 기억이 납니다. 우리나라에서는 '다이어트=살 빼기'라고 생각하는 분들이 많습니다. 사전적인 의미로 말하자면 다이어트는 '식단을 바꾼다'라는 의미가 있습니다. 그렇습니다. 식습관의 변화만으로도 몸의 변화는 충분히 가능합니다.

탄수화물, 단백질, 지방은 우리 몸에서 에너지를 만드는 원료입니다. 탄수화물은 주로 곡류, 과일, 채소 등에 많이 존재하고 신체의 에너지를 제공하는 주요한 역할을 합니다. 단백질은 주로 고기, 생선, 견과류 등 동물성 또는 식물성 식품에 포함돼 우리 몸의 근육, 조직, 효소 등의 기능과 구조를 유지할 수 있게 하죠. 지방은 에너지를 저장, 체온 조절, 비타민과 미네랄의 흡수를 돕고 세포구조를 형성하는 것과 같은 여러 기능이 있으며, 포화지방보다는 불포화지방의 섭취가 중요합니다. 그렇다면 다이어트를 할 때는 어떻게 먹는 것이 좋을까요? 추천하는 황금 비율은 다음과 같습니다.

    탄수화물 : 단백질 : 지방 = 40 : 40 : 20(평상시)
    탄수화물 : 단백질 : 지방 = 50 : 30 : 20(운동 전)

순간의 변화를 기대하기보다는 천천히 운동과 병행하며 자신이 즐길 수 있는 식단과 운동 방법을 찾길 바랍니다.

# 조금씩 걷기

운동 부족, 오래 서 있거나 앉아 있는 생활 등으로 종아리의 혈액순환이 잘 이뤄지지 않고 있습니다. 종아리 근육은 이완하면 관통 정맥의 판막이 열리면서 표재성 정맥의 피가 심부 정맥으로 유입되고, 근육이 수축하면 관통 정맥의 판막이 차단되는 동시에 정맥혈이 심부 정맥을 따라 심장으로 빠르게 이송됩니다. 이를 근육 펌프라고 하는데, 탄탄한 근육은 혈관이 늘어나는 것을 방지하므로 혈액이 원활히 흐를 수 있도록 돕습니다.

걷기 운동은 가장 기본이 되는 활동입니다. 특히 다칠 가능성이 가장 낮은 운동이며 특별한 장비가 필요하지 않아 경제적인 부담도 적습니다. 주로 하반신의 근육을 자극하고 차츰 신체의 중심부로 그 영향을 미칩니다. 심장에 점진적으로 많은 자극을 주기 때문에 심폐기능을 향상하는 데 효과적입니다. 걷기 35분, 준비운동(체조, 스트레칭) 10분과 정리운동 5분 총 50분간 약간의 큰 걸음으로 걸어보는 것을 추천합니다.

# 정확한 호흡

코로나 19를 겪으면서 마스크를 사용하게 됐습니다. 호흡을 깊게 들이마시지 못하고 짧은 호흡으로 생활했기에 호흡기계의 기능이 상대적으로 떨어지기도 했죠. 그러다 보니 호흡의 중요성이 점점 주목받고 있는 것 같아요. 호흡은 들숨과 날숨의 상호 교환 작용으로 이뤄지며, 들숨과 날숨의 교환이 이뤄지는 사이에 여러 신체적인 작용이 나타납니다. 먼저 호흡을 느끼는 방법에 관해서 알아보겠습니다.

한 손은 가슴에 그리고 다른 한 손은 배꼽 부위에 손을 올려놓고 꽃향기를 맡듯이 자연스럽게 호흡해보세요.

1. 목과 어깨가 긴장돼 있을 때는 흉식 호흡이 도움됩니다. 호흡할 때는 배꼽에 올려둔 손은 움직이지 않고 가슴 쪽의 손만 움직일 수 있도록 합니다.

2. 허리에 통증이 있을 때는 복식 호흡을 합니다. 호흡할 때는 흉식 호흡과 반대로 배꼽에 있는 손의 움직임만 나타나고 가슴 쪽에 있는 손의 움직임이 나타나지 않게 합니다.

# 물 한 잔 마시기

우리 몸이 부실한 이유가 아침에 물 한 잔 때문이라면 믿으실까요? 우리 몸은 70% 이상 수분으로 이뤄져 있습니다. 물은 생명에 직접적인 영향을 미치는 핵심 요소입니다. 우리 몸은 잠자는 동안 빈속을 유지하는데요. 물을 마셔야 공복 상태인 장기들을 깨울 수 있습니다.

아침에 일어나자마자 물 한 잔을 마시는 것은 대단한 습관입니다. 실제로 이 작은 행동이 우리 몸에 얼마나 긍정적인 영향을 미치는지 알아보겠습니다.

1. 위장이 청소되고 장 건강에 도움이 될 뿐만 아니라 독소를 제거합니다.
2. 소화 기능이 개선됩니다. 아침 공복 상태에서 마시는 물은 소화 기능을 활성화하고 소화에 필요한 소화액을 생성합니다. 아침을 먹기 전에 물을 마시면 소화 시스템이 원활하게 작동되고 영양소 흡수에도 도움이 됩니다.
3. 수분은 우리 몸의 대사를 도와주며 잠든 몸에 활력을 불어넣어 몸 전체에 기운을 높입니다.
4. 체중 관리가 가능합니다. 식욕을 억제할 수 있게 배를 채워줌으로써 식사량을 조절할 수 있습니다.
5. 피부에 좋습니다. 피부를 촉촉하게 유지하는 데 도움이 됩니다.

아침 공복에 물을 마시는 것만으로도 우리 몸에 활력을 불어넣을 수 있습니다. 습관을 들이기 위해서는 알람만큼 좋은 게 없죠? 아침 알람에 물 한 잔이라고 적어보면 어떨까요?

# 올바르게 뛰는 법

맨몸으로도 가능한 러닝은 의지만 있다면 언제, 어디서든 할 수 있는 효과적인 전신 운동입니다. 너무 더운 여름보다는 선선하거나 공기가 차가운 날 러닝을 즐기는 사람들이 점차 늘어나고 있죠? 운동하면서 가장 중요한 건 부상 방지입니다. 러닝을 하기 전에 하면 좋은 준비운동과 제대로 뛰는 법을 알려드릴게요.

### 준비운동

1. 제자리에 골반 너비로 섭니다.
2. 무릎을 올리며 제자리 걸음을 합니다.
3. 어느 정도 몸이 달궈졌다면 양다리를 빠르게 번갈아 제자리 뛰기를 합니다.

### 제대로 뛰는 법

1. 시선은 전방 20M를 주시합니다.
2. 옆에서 봤을 때 귀 뒤의 튀어나온 뼈, 갈비뼈 중앙, 허벅지 옆면 튀어나온 뼈가 일직선이 돼야 합니다.
3. 달릴 때는 골반이 흔들리지 않습니다.

러닝은 걷고 뛰기를 반복하며 간격을 두고 하면 좋습니다. 뛰다가 땀이 났다면 천천히 걸을 때는 외투를 입어야 급격한 체온 변화를 막을 수 있습니다. 만약 러닝 중 발바닥이 아프다면 족저근막염을 의심해 볼 수 있습니다. 운동을 갑자기 시작했거나 운동량을 늘려 발에 무리가 갔을 수도 있어요. 통증이 심하다면 꼭 병원에 가야 합니다.

# 근육이완제와 소염진통제의 차이

근육통, 관절통이 있을 때 약국에서 약을 사죠? 어떤 약을 먹는 게 맞을지 생각해본 적 있을 겁니다. 그중에서 근육이완제와 소염진통제는 어떻게 다른지 알려드리겠습니다.

### 근육이완제

말 그대로 근육을 이완시키는 약이며 근육의 수축으로 생기는 통증에 사용하는 약입니다. 약국에서 처방전 없이 살 수 있는 약은 중추신경계에 작용해서 근육의 수축을 억제하는 물질로, 근섬유에 직접 작용하지는 않습니다.

### 소염진통제

소염진통제는 염증을 치료하고 통증을 줄여주는 약입니다. 근골격계 질환에도 소염진통제가 많이 사용되는데, 통증을 없애주는 작용 이외에도 염증을 치료해주기 때문에 많이 사용됩니다.

우리 몸에 염증이 생긴 것을 쉽게 아는 방법은 바로 열인데요. 단순히 많이 걸어서 무릎이 아픈 경우에는 통증만 있지만, 염증이 생긴 경우에는 무릎관절을 만졌을 때 주변보다 따뜻한 열감이 느껴집니다.
그럼 아플 때는 어떤 약을 먹는 것이 좋을까요? 근육 수축으로 인한 통증에는 근육이완제와 소염진통제를 함께 복용하는 것을 권합니다. 근육 수축 없이 통증과 열감이 있을 때는 소염진통제를 복용하는 것이 좋습니다. 약을 먹어도 증상이 호전되지 않거나, 너무 심하게 아프면 병원에 가서 적절한 치료를 받아야 합니다.

# 어떤 파스를 사용해야 할까?

파스는 모든 집에 하나 이상 있을 정도로 사람들에게 많은 사랑을 받고 있습니다. 하지만 사용법을 정확히 모르면 오히려 증상이 안 좋아질 수 있으니 제대로 알고 사용해야 합니다. 파스란 첩부제, 카타플라스마제, 경피흡수제를 통칭하여 말합니다. 염좌, 멍, 타박상, 근육통 등 운동 시 발생할 수 있는 급성 통증에 가장 효과적입니다.

### 붙이는 파스

초심자가 가장 접근하기 쉬운 파스입니다. 피부에 붙어 있을 때는 지속 기간이 길지만 떼면 효과가 거의 떨어집니다. 게다가 오래 붙이면 피부염이 발생할 수 있으니 주의해야 합니다.

### 뿌리는 파스

파스가 손에 묻는 게 싫거나 다치기 쉬운 운동을 하는 경우, 부착하거나 바르기 어려운 환부(손이 닿지 않은 부위, 털이 많은 부위 등)에 사용합니다. 적용 범위가 넓고 휴대하기 편합니다. 하지만 정확한 조준이나 양 조절이 힘들고 약효 지속 시간이 짧다는 단점이 있습니다.

### 바르는 파스

붙이는 파스에 알레르기가 있을 때 사용하며 뿌리는 파스보다 약효 기간이 깁니다. 하지만 손에 묻는 단점과 바르고 마르는 데 기다리는 시간이 필요합니다.

# 목에 담이 결렸다면

장시간 잘못된 자세를 취하거나 경직된 자세에서 갑자기 목을 움직일 때, 목에 근육이 뭉치거나 경직되면서 혈액순환이 되지 않을 때, 목 근육을 과도하게 사용할 때, 근육에 피로물질이 쌓일 때 등 담에는 수많은 원인이 있습니다.

아침에 일어났는데 갑자기 목이 안 돌아가면서 통증을 느껴본 적 있으시죠? 흔히 우리는 이런 증상을 담이 결렸다고 하는데요. 오늘은 담 결렸을 때 대처법에 관해 알아보겠습니다.

### 파스

근육이 뭉쳤을 때는 일반 파스보다 한방 파스를 추천합니다. 한방 파스에는 치자와 황백 성분이 함유돼 있어 뭉친 근육을 빠르게 풀어주고 통증을 줄여줍니다.

### 소염진통제와 신경 비타민

파스만 붙이기보다는 약도 함께 먹어주는 것이 좋은데요. 소염진통제와 고함량 신경 비타민을 함께 먹으면 더 빠르게 증상을 완화할 수 있습니다. 근육 뭉침이 심하다면 근육 이완제도 함께 복용하면 좋습니다.

### 마그네슘

고함량의 액상 형태의 마그네슘은 흡수가 빠르고 효과가 빨리 나타납니다. 평소 담이 잘 결리거나 근육이 잘 뭉친다면 알약 마그네슘을 꾸준히 먹길 바랍니다.

**찜질 및 휴식**

담 결렸을 때 근육을 풀기 위해 억지로 고개도 돌려보고 마사지도 해본 뒤 다음 날 더 아팠던 적 있으시죠? '담이 결렸다'라는 증상은 근막통증 증후군으로 근육통이라고 이해하면 쉽습니다. 담 결린 날 바로 강한 마사지나 운동을 하면 근육이 제대로 쉴 수 없습니다. 그래서 담에 걸렸을 때는 따뜻한 찜질과 가벼운 마사지 그리고 휴식을 권합니다.

# 다이어트에 좋은 음식

다이어트에는 식단이 6할 이상을 차지할 정도로 중요합니다. 그럼 지금부터 다이어트에 좋은 음식 3가지를 소개하겠습니다.

### 고구마

고구마나 감자나 다 같은 탄수화물 아닐까 싶겠지만 엄연히 다릅니다. 다이어트를 할 때 GI 지수도 확인하면 좋은데요. GI란 음식물이 살로 변하는 속도를 0~100으로 나타내는 지수입니다. 고구마는 54, 감자는 88이나 되기 때문에 다이어트에는 고구마를 먹는 것을 추천합니다. 매번 삶은 고구마를 먹다 보면 물릴 수 있으니 가끔은 얇게 잘라서 고구마 스틱으로 먹어도 좋습니다.

### 그릭요거트

그릭요거트 100g당 10g의 단백질이 들어 있으며 70kcal로 열량이 낮은 편입니다. 다양한 비타민, 아연, 칼슘이 있어 뼈 건강, 장 건강에 좋습니다. 게다가 포만감을 느끼게 해 다이어트식으로도 유명합니다.

### 구운 아몬드

아몬드는 건강한 불포화지방산과 다양한 비타민 미네랄을 함유하고 있습니다. 불포화지방은 심혈관계를 건강하게 합니다. 아몬드에 있는 다양한 영양소들은 소화를 느리게 하며 포만감을 오래 유지하는 데 도움을 줍니다.

# 운동해야 하는 진짜 이유

### 건강 유지와 개선

운동은 체력을 키우고 심장 건강을 좋게 합니다. 나이가 들면 근육과 뼈 밀도가 낮아지지만 근력 운동을 꾸준히 해주면 근육이 강화되고 골밀도 역시 증가해 골다공증을 예방할 수 있습니다. 특히 유산소 운동은 혈압을 낮추고 심혈관 질환, 비만, 당뇨병 등의 위험을 감소시키는 데 도움이 됩니다.

### 에너지와 자신감 향상

다정함은 체력(에너지)에서 나옵니다. 규칙적인 운동은 산소와 영양소를 더 효율적으로 우리 몸에 공급하고 더 많은 에너지를 효과적으로 쓸 수 있게 합니다. 건강한 몸을 갖게 되면 자신감 역시 향상됩니다. 긍정적인 자아 이미지가 생기고 이러한 긍정적인 이미지는 인간관계에서 더욱 빛을 발합니다.

### 스트레스 감소

운동은 스트레스를 줄여줍니다. 움직임으로 인한 에너지 발생은 행복감을 높이는 데 도움이 되며 내분비 시스템에 긍정적인 영향을 주어 코르티솔(스트레스 호르몬)의 분비를 감소시킵니다. 게다가 엔도르핀과 세로토닌 같은 행복 호르몬이 분비돼 기분이 좋아지는데요. 운동하면 혈류가 증가해 뇌에 산소와 영양소를 공급하며 신경 세포의 생성과 반응의 연결성을 좋게 합니다.

# 불면증에 효과적인 음식

밤에 쉽게 잠들지 못하는 분들 주목해주세요! 잠이 보약이라는 말이 있듯이 건강을 위해 충분한 수면은 아주 중요합니다. 수면이란 단순히 쉬는 것이 아니고, 다음 날 정상적인 활동을 하기 위해 몸과 마음을 회복하는 과정입니다. 깊고 편하게 자는 것이 어려워 밤마다 고민하시는 분들을 위해 불면증에 도움이 되는 음식 3가지를 소개해드리겠습니다.

### 상추

상추에는 멜라토닌과 락투세린이라는 성분이 함유돼 있습니다. 이 성분들은 진정과 진해에 효과가 있어서 긴장을 해소하는 데 도움을 줍니다. 게다가 비타민과 미네랄이 풍부해 체내의 신진대사를 활발하게 해주고 이외에도 변비, 빈혈, 눈 건강에도 도움이 됩니다.

### 바나나

바나나에 함유된 세로토닌은 수면을 유도하는 성분을 만들어내는 역할을 합니다. 그리고 근육을 이완시키는 칼륨과 마그네슘 또한 풍부하게 함유돼 있습니다. 장내의 좋은 미생물의 먹이가 되는 프리바이오틱스도 있죠. 프리바이오틱스는 장 기능과 뇌 기능을 개선해 우리 몸이 편안함을 느끼게 돕습니다. 수면에 좋은 성분들이 이렇게나 많이 들어 있다니 바나나를 안 먹을 이유가 없네요!

### 우유

잠을 잘 오게 하는 음식으로 흔히들 알고 계신 우유. 따뜻한 우유는 몸의 긴장도를 떨어트리고 편안함을 유도해 숙면에 도움을 줍니다. 우유

속의 트립토판이라는 성분이 들어 있는데 트립토판이 우리 몸 안에 들어오면 근육이 이완되고 몸이 편안해지는 상태로 바뀌게 됩니다. 심신 안정과 연관이 있는 멜라토닌, 세로토닌 등의 호르몬이 영향을 미치기 때문입니다. 그러나 차가운 우유를 다량 섭취하면 복통을 유발할 수 있으니 주의하시길 바랍니다.

# 다리 길이의 차이를 확인해보자

다리 길이의 차이는 양쪽 하지의 비대칭을 의미하며, 이는 구조적 다리 길이의 차이와 기능적 다리 길이의 차이로 나뉩니다. 잘못된 자세와 반복적인 나쁜 생활습관에서 기인하는 다리 길이의 차이는 심하지 않다면 신체에 큰 영향을 미치지 않습니다. 그러나 장시간 나쁜 자세를 취해서 생긴 다리 길이의 차이는 신체의 정렬을 무너뜨리며, 변형이 일어나기도 합니다. 신체 정렬의 변형은 심각한 근골격계 이상을 초래할 수 있습니다.

먼저 다리 길이의 차이를 확인해봅시다. 바로 누운 자세에서 양 발목을 손으로 감싸고 엄지로 안쪽 복숭아뼈를 잡습니다. 이때 같은 부위를 잡았을 때 위치에 변화가 있는지 확인합니다. 그다음 대상자는 몸통을 틀지 않고 그대로 상체를 세워 앉습니다. 다리 길이의 변화가 나타나는지 확인합니다. 만약 다리 길이가 차이 났는데 앉으면서 같아진다면 기능적인 문제이고, 처음과 같이 유지되면 구조적인 문제일 수 있습니다.

# 비염이 심하다면 어떻게 하면 좋을까?

비염은 과한 알레르기 반응이 염증까지 일으킨 상태입니다. 우리 몸에 과도한 알레르기 반응과 염증을 줄이기 위해서는 생활습관, 식습관부터 바로잡는 것이 중요합니다.

### 밀가루, 유제품 줄이기

밀가루와 유제품은 우리 몸에 알레르기를 유발하기 쉽습니다. 사람마다 알레르기를 유발하는 인자가 다르기에 알레르기 검사를 한 번 해보는 것을 추천합니다.

### 오메가3 섭취하기

매일 섭취하는 영양제로 오메가3를 추천합니다. 오메가3는 우리 몸의 과도한 염증 반응을 줄여줍니다. 오메가3의 효과를 충분히 보려면 나쁜 기름, 가공식품 등에 들어 있는 오메가6의 섭취를 줄여주는 것이 가장 중요합니다. 가공식품에 노출된 현대인들은 오메가6 섭취가 과하기 때문에 이를 줄이고 충분한 양의 오메가3를 섭취한다면 우리 몸의 만성 염증을 치료하는 데 도움이 될 것입니다.

# 식사 후 유난히 잠이 쏟아진다면

밥을 먹고 나면 졸린 게 당연한 거 아닌가요? 날씨가 따뜻해질수록 식 곤증을 호소하는 분들이 많죠? 이럴 때 도움이 될 수 있는 영양제를 하나 소개하겠습니다. 바로 소화 효소입니다.

### 소화 효소 = 소화제 = 약?

체한 것도 아닌데 약 먹는 것 같아 거부감이 드나요? 절대 그렇지 않습 니다. 우리 몸에서는 소화 효소를 만드는 데 엄청난 에너지가 듭니다. 식사 후 소화 효소를 만드느라 온 혈액이 소화기관으로 몰리면 뇌에 가 는 혈액량이 부족해져 졸리고, 집중도 안 되고 멍한 상태가 됩니다. 특 히 효소가 없는 라면, 짜장면 같은 밀가루 음식을 먹었을 때 이런 증상 은 더욱 심해지죠. 이때 외부에서 소화 효소를 보충해주면 우리 몸이 써 야 하는 에너지를 줄일 수 있습니다.

참고로 소화 효소는 다이어트를 도와주는 영양제가 아닙니다. 빵에 효 소를 넣었더니 사르르 풀어지는 광고를 보고 효소를 샀나요? 빵이 잘 녹는다고 살이 찌지 않는 것은 아닙니다. 건강한 식단을 먹고 운동을 해 야 살이 빠진다는 것! 절대 잊지 마세요.

# 압박스타킹을 사용하는 이유

현대인들은 장시간 서서 일하거나 수시로 걷거나 뛰는 행위를 반복합니다. 이러한 자세는 혈액을 정체시켜 원활한 순환을 방해합니다. 이는 하지 통증과 하지 부종 등의 문제로 이어집니다.

압박스타킹은 정체된 혈액의 순환을 원활하게 하고, 심장에서 먼 곳은 강하게 가까운 곳은 약하게 압력을 가해 혈액의 정체로 나타나는 질환들을 개선하기 위해 사용됩니다. 하지정맥류, 부종, 피곤함, 통증을 개선하는 데 효과적이죠. 심장에서 가장 먼 쪽인 발목은 100%의 압력을 주고, 무릎은 70%, 허벅지는 40% 순으로 심장과 가까워질수록 점점 약하게 압력을 가해주는 점진 감압식으로 압박스타킹을 사용하는 것이 좋습니다.

# 온찜질과 냉찜질은 언제 해야 할까?

냉찜질은 혈관을 수축시키고 효소작용의 파괴를 초래해 염증반응을 줄입니다. 손상 부위의 종창이 생기는 것을 막고 출혈과 부종을 방지하거나 줄입니다. 신경 전도의 속도를 줄여 대뇌에 도달하는 자극유입량을 줄임으로써 신경 말단에 직접 작용하는 통증을 감소시킵니다. 그러나 냉찜질을 오래 하면 무감각과 마비를 초래할 수도 있으니 주의해야 합니다.

온찜질은 혈관을 확장해 혈액순환에 도움이 됩니다. 조직과 혈관 사이의 산소, 영양분 및 노폐물의 교환을 증진합니다. 그러나 증가한 모세혈관의 투과력 때문에 부종이 생길 수도 있습니다. 게다가 식세포 활동을 증가시켜 염증이 생길 수 있고, 상처 부위로 백혈구와 항생제를 빠르게 전달합니다.

# 걷기의 장점

### 혈액순환 효과

걷기는 혈액순환에 효과적이며 모든 세포의 영양 및 산소 공급을 수월하게 만듭니다. 게다가 혈당수치를 낮춰 당뇨병의 발생 가능성을 줄입니다.

### 치매 예방

산책은 뇌에 산소를 공급해 뇌 기능을 좋게 하고, 치매를 예방해줍니다. 오감을 자극하며 종일 긴장한 우리의 몸에 생동감을 불어넣어 활력이 솟아나는 기분을 만들어주고 행복감을 증진하는 효과도 있습니다.

언제 걷느냐에 따라 효과가 다르게 나타날 수 있습니다. 그렇다면 언제 걷는 것이 우리 몸에 좋은지 알아보겠습니다. 먼저 체중 감량을 원한다면 아침에 걷는 것이 좋습니다. 공복 상태에서 적정한 강도로 운동하면 우리 몸의 체지방을 연소해 에너지로 사용할 수 있기에 체중 감량에 도움을 줄 수 있습니다. 만약 고혈압을 앓고 있다면 저녁에 걷는 것이 좋습니다. 우리 몸은 항상성 균형을 유지하기 위해 교감 신경계와 부교감 신경계가 조화롭게 움직입니다. 밤새 자고 있다가 깨기 위해 교감 신경이 활성화되면서 이 시점에 혈압이 올라가는데요. 혈압이 오르는 시점에서 운동하면 오히려 심혈관계에 무리를 줄 수 있습니다. 따라서 저녁에 걷기 운동을 하면 혈압의 급격한 상승을 막을 수 있습니다.

# 건강한 아침 습관

아침에 잠에서 깨면 가장 먼저 하는 일이 무엇인가요? 침구 정리? 화장실 가기? 스마트폰 보기? 건강한 하루를 위해 어떤 일을 하면 좋은지 지금부터 소개해드리겠습니다.

### 전신 스트레칭

자는 동안 웅크렸던 근육들을 깨우는 스트레칭으로 하루를 시작하세요. 기지개를 켜고 스트레칭을 하면 우리 몸 곳곳에 혈액이 원활하게 전달되고 근육을 이완시켜 피로를 풀어주고 신체 균형을 유지하도록 도와줍니다.

### 물 마시기

우리 몸의 70%는 수분으로 이뤄져 있습니다. 몸에 수분이 충분하면 장 활동이 원활해집니다. 공복에 물 한 잔은 소화를 촉진하고 위를 부드럽게 해 변비 해소에 도움이 됩니다. 게다가 밤사이에 쌓인 독성과 지방 성분을 씻기며 혈액순환에 도움을 주며, 체중 감량에도 도움이 됩니다.

### 힘을 주는 말 내뱉기

"오늘도 건강하게 눈 뜰 수 있어서 감사하다." "오늘도 즐거운 일들을 기대한다." "내 인생은 더 좋은 방향으로 흐르고 있다." "나는 나를 사랑한다." 긍정의 확언을 매일 내뱉으면 자신의 잠재의식 속에 믿음과 확신을 심을 수 있습니다. 건강을 위해 영양제를 먹는 것처럼 스스로 긍정의 말을 자주 하면, 내 안의 긍정이 차곡차곡 쌓입니다.

# 허리를 보호하면서 집안일하는 법

걸레질하면서 허리가 뻐근했던 경험 다들 있으시죠? 허리를 보호하면서 걸레질하는 방법을 알려드리겠습니다. 우리가 서 있을 때 척추가 받는 압력을 100이라고 한다면 허리를 굽히고 쪼그려 앉은 자세에서는 압력이 200이 됩니다. 앉아서 걸레질하지 말고 밀대를 이용해 허리를 편 상태로 하는 것을 추천합니다.

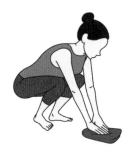

**나쁜 예**

허리를 굽히고 쪼그려 앉아 손목 힘으로 걸레질하는 자세

걸레를 손에 쥐고 바닥 닦기

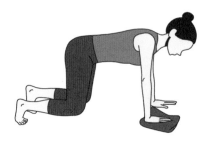

**좋은 예**

팔꿈치를 펴고 양 무릎을 바닥에 댄 네발 기기 자세

걸레에 긴 자루를 연결한 밀대를 이용해 바닥 닦기

# 피부 나이를 거꾸로 돌리는 콜라겐

부쩍 피부가 칙칙하고, 탄력이 걱정돼 콜라겐을 먹어 보려고 한다면? 좋은 콜라겐을 고르는 방법을 알려드리겠습니다.

### 콜라겐 함량은 충분할까?

콜라겐은 우리 몸에 다양하게 쓰이기 때문에 충분한 함량을 섭취하는 것이 좋아요. 콜라겐의 임상실험 역시 3000mg 이상이 대부분이기 때문에 하루 3000mg 이상 섭취하는 것을 추천합니다.

### 콜라겐 분자량은 얼마일까?

콜라겐은 흡수가 어려운 영양소 중 하나입니다. 한 번에 3g을 섭취하기 때문에 위장에 부담이 될 수 있어요. 그래서 분자량이 작은 콜라겐을 섭취하는 것이 좋습니다. 요즘에는 500돌톤 이하의 제품들도 많이 나와 있으니 분자량이 적은 좋은 제품으로 골라주세요.

### 식약처 인증 원료인가?

다양한 콜라겐 식품이 있지만, 기왕이면 식약처에서 건강기능식품으로 기능성을 인정한 제품을 섭취하는 것이 좋겠죠? 피부 보습, 노화 예방, 자외선으로 인한 피부 손상 등 기능성을 인정받은 제품인지 확인해보시길 바랍니다.

# 술 약은 언제 먹는 게 좋을까?

보통 약국에 가서 이런 질문을 많이 합니다. "오늘 술 약속 있는데 술 관련 약은 술 마시기 전에 먹는 게 좋아요? 술 마시고 나서 먹는 게 좋아요?"

술 약으로 나온 제품들은 대부분 알코올을 분해하는 간의 작용을 도와줍니다. 이미 알코올이 알데하이드로 변하고 숙취가 시작됐을 때보다 그전에 먹었을 때 훨씬 더 좋은 효과를 낼 수 있어요. 혹시 술 마시기 전에 챙기지 못했다면, 이후에 먹어도 도움은 되지만 숙취가 오기 전에 미리 먹는 것이 좋습니다.

그럼 술 먹기 전에 먹으면 좋은 영양제에는 어떤 게 있을까요? 보통 술 약은 음료와 알약 혹은 앰풀 형태로 이뤄져 있는 경우가 많은데요. 추천하는 조합은 헛개나무 추출물 음료에 밀크시슬 혹은 글루타티온과 같은 항산화제 알약 그리고 간 해독에 도움을 주는 아르기닌 앰풀입니다. 술 마시기 전과 술 마시고 난 후에 먹으면 숙취로 인한 괴로움을 조금 덜어낼 수 있을 겁니다. 하지만 이것보다 더 중요한 건 술을 적당히 마시는 겁니다.

# 허리 보호대는 사용하면 좋을까?

허리가 아파서 일상생활이 힘들었던 분들은 이 글을 자세히 읽어주세요. 요통은 움직임에 있어 가장 치명적인 통증입니다. 허리가 아프면 아무것도 할 수 없기 때문인데요. 평상시 허리가 안 좋은 분들이 애용하는 도구가 바로 보호대입니다. 보호대는 의료용 도구입니다. 허리의 부상을 예방하거나 치료하는 데 쓰이죠. 보호대의 장점, 단점, 올바른 사용법에 관해 자세히 알아보겠습니다.

허리 보호대를 사용하면 허리의 지지력을 제공해 통증을 완화하고 안정성을 높여줍니다. 허리 부상의 회복을 돕고 재발을 막습니다. 통증이 있어도 일상생활을 할 수 있게 도와줍니다.

그렇다면 단점은 무엇일까요? 허리 보호대를 오래 착용하면 근육이 약해질 수 있습니다. 잘못된 착용은 오히려 통증을 악화할 수 있습니다. 게다가 보호대는 일시적인 치료 방법일 뿐 근본적인 원인은 해결하지 못합니다.

그렇다면 올바른 사용법에 관해 알아보겠습니다. 먼저 불편함 없이 허리 보호대를 착용하고 일상생활을 해야 합니다. 힘을 많이 쓰는 일을 하기 전에 보호대를 몸에 꼭 끼게 사용하는 것을 추천합니다. 만약 일상생활을 하는 동안 통증이 없다면 느슨하게 착용해 주변 근육들이 잘 움직일 수 있도록 해줍니다.

# 자세가 얼마나 틀어져 있는지 확인해보자

집에서 도구 없이 자세가 얼마나 틀어져 있는지 확인하는 방법을 소개하고자 합니다. 오버헤드 스쿼트를 통해 어깨 관절의 기능, 고관절, 무릎, 발목의 가동성, 코어의 안정성, 전신 역학 및 신경근의 조절 움직임 등을 확인할 수 있습니다.

### 검사 방법

1. 손을 머리 위로 올린 상태에서 팔꿈치가 90도가 되도록 만듭니다.
2. 다리를 골반 너비만큼 벌린 후 발이 11자가 되도록 합니다.
3. 무릎을 굽히며 팔을 위로 들어줍니다.
4. 최대한 깊이 스쿼트 자세로 앉아줍니다.
5. 무릎을 펴며 시작 자세로 돌아오며 3회 반복합니다.

### 문제점

1. 시선이 바닥으로 떨어지며 상체가 앞으로 기웁니다.
2. 팔을 위로 뻗지 못하고 팔꿈치가 구부러집니다.
3. 무릎이 안쪽으로 모이며 발목이 흔들립니다.
4. 엉덩이가 뒤로 빠지거나 아래로 내려가지 못합니다.
5. 엉덩이가 한쪽으로 빠집니다.

### 원인

1. 흉추의 가동성 제한
2. 광배근의 단축
3. 하부 승모근의 약화

4. 고관절의 제한된 움직임

5. 햄스트링 단축

6. 중둔근 약화

7. 발목의 가동성 제한

# 신체 나이를 측정해보자

나의 진짜 나이와 신체 나이는 같을까요? 신체 나이를 짐작할 수 있는 간단한 테스트를 진행해보겠습니다. 여기서 신체 나이란 실제 나이와는 다르게, 몸의 기능과 건강 상태가 반영된 나이를 말합니다. 유연성과 근력을 얼마나 보유하고 있는지가 신체 나이의 지표가 될 수 있습니다. 근육 운동과 평형감각 연습 등으로 한 발 서기의 시간을 늘리면 신체 나이 또한 달라질 수 있겠죠? 참고로 한 발 서기는 균형 운동으로 하체 근력 강화, 혈액순환, 뇌 기능, 자세 교정 등에 도움을 줍니다.

1. 두 눈을 감고 한 발을 들고 버텨줍니다.
2. 발은 지면에서 최소 15cm 이상 들어올리고 양손은 허리 위에 올려둡니다.
3. 이 자세가 무너질 때까지 걸리는 시간을 측정합니다.
4. 5분 간격으로 3회 측정해 평균치를 기록합니다.
5. 25초 이상이면 20~30대, 10초에서 20초 사이면 40~50대, 9초 이하면 60대 이상으로 측정할 수 있습니다.

# 손목 보호대는 사용하면 좋을까?

다들 한 번쯤 손목이 아파서 움켜쥔 경험이 있나요? 손목은 많이 사용하는 관절이기 때문에 통증이 자주 생길 수밖에 없는 부위입니다. 직장인들은 전자기기로 손을 무리하게 사용하게 되고, 주부들은 가사노동과 육아로 손목이 저린 경우가 많죠. 이런 통증을 느낄 때마다 손목 보호대를 할지 말지 고민하시죠? 손목 보호대의 장단점에 관해 알아보겠습니다.

먼저 장점부터 이야기해보죠. 손목을 안정적으로 고정해줍니다. 게다가 손목의 움직임을 제한해 과도하게 손목을 사용해서 생기는 통증을 줄여줍니다. 뼈나 인대에 압박을 주어 긴장도를 낮추고 운동할 때도 손목을 보호해 부상의 위험성을 줄여줍니다.

그러나 보호대를 너무 오래 착용하다 보면 손목 근력이 약해질 수 있습니다. 과도하게 압박할 경우 피부에 상처가 생길 수 있으며 부을 수도 있죠. 손목 보호대에 너무 의존하다 보면 근본적인 치료를 받지 않을 수도 있기에 적절한 사용이 가장 중요합니다.

움직임이 많이 필요할 때는 손목 보호대를 사용하면서 해당 부위를 보호해주고, 평상시 집에서 쉴 때는 근육이 편하게 있을 수 있게 착용하지 않는 것을 추천합니다.

# 저혈압과 고혈압에 좋은 운동

침묵의 살인자로 알려진 고혈압은 순환계 퇴행성질환의 근본적인 원인으로 위험한 합병증을 유발하며, 가장 흔하며 관리가 어려운 성인병입니다. 게다가 고혈압은 뇌혈관 질환, 심장 질환, 관상동맥 질환, 신장 질환 등 여러 심혈관계 질환과 밀접한 관계가 있습니다. 고혈압의 발생기전은 동맥압을 일정하게 유지하는 기전에 균형이 깨져서 나타나는 생리학적 변화로 혈관 수축, 혈관구조의 변화 등에 의해 유발되기 때문에 운동을 반드시 해야 합니다.

먼저 저혈압에 좋은 운동으로 누워서 자전거 타기와 네발 기기 자세로 다리를 올리는 운동이 있습니다. 평소에 하체가 자주 붓는 분들은 혈액순환에 좋은 운동을 해야 합니다. 특히 피가 아래로 몰리면 저혈압 증상이 나타날 수 있는데요. 평소에 누워 있을 때 자전거를 타듯 다리를 굴려보세요.

네발 기기 상태로 다리를 뒤로 올리는 운동도 저혈압에 좋습니다. 다리에 몰린 혈액을 분산시키며 종아리 근육과 엉덩이 근육을 강화하는 효과가 있습니다. 하체 근육에 힘이 들어가면 심장과 뇌로 올라가는 혈액이 원활히 공급됩니다.

고혈압에 좋은 운동은 수영과 요가입니다. 수영은 물의 성질인 부력을 이용해 심혈관계를 자극하는 운동입니다. 요가는 심호흡과 명상을 통해 혈압을 낮추는 데 도움이 됩니다. 특히 안정적인 자세를 유지하면서 천천히 몸을 움직이는 요가는 혈압을 낮추는 데 매우 효과적입니다.

# 걸을 때 발이 끌린다면

발을 들어올리려고 할 때 들어올릴 수는 있지만 오래 버티지 못하고
이내 밑으로 발이 처져 버린 적 있으세요? 걸을 때 발걸음을 떼다가
발가락이 땅에 '텅' 걸린 적은요? 거친 길, 경사로를 걸을 때 뒤쪽 종아
리가 아픈 적은요? 모두 전경골근이 문제일 수 있습니다.

특히 높은 굽의 신발은 독입니다. 걸을 때 다리와 엉덩이 부위에 힘이
들어가기 때문이죠. 엉덩이에 탄력이 생기고 근육이 생기기도 하지만
시간이 흐르면서 엉덩이 근육이 약해지고 처지게 됩니다. 이때 엉덩이
근육을 돕던 종아리 근육에도 문제가 생기고 그 결과 앞정강근의 힘
이 풀려 발이 아래로 처지는 증상이 나타납니다. 편한 신발을 신는 것
이 가장 중요합니다.

# 변비에 좋은 습관

변비가 너무 심해서 약의 도움을 받아야 하나 고민이라면 여기를 주목해주세요. 먼저 식습관, 생활습관부터 개선해봅시다.

### 미지근한 물 마시기

변비가 있다면 일단 물을 많이 마셔야 합니다. 대장에서 수분의 재흡수가 일어나는데 우리 몸에 수분이 부족하면 많은 양의 물을 다시 흡수하기 때문에 변이 딱딱해집니다. 물 대신 음료, 우유, 커피는 전혀 도움이 되지 않고 오히려 변비를 유발할 수 있습니다. 특히 일어나자마자 공복에 마시는 미지근한 물 한 컵은 잠든 대장을 깨워 장운동을 촉진합니다.

### 운동하기

변비가 있는 분들은 과격한 운동보다는 걷기 운동이 가장 좋습니다. 충분한 산소를 마시면서 조금 빠른 속도로 걸어주면 대장의 운동이 활발해져 화장실을 가기도 편해질 겁니다.

### 식습관 관리하기

우리 몸에 흡수되지 않고 변을 부드럽게 해주는 식이섬유를 많이 섭취하세요. 충분한 양의 채소를 먹지 못했거나, 고단백 식습관으로 변이 단단해졌다면 시중에 있는 프리바이오틱스 제품의 도움을 받아도 좋습니다. 프리바이오틱스는 프락토올리고당, 자일로올리고당 등을 말하는데요. 배변 활동에 도움을 줄 수 있다는 기능성을 인정받은 성분이에요. 최소 3g 이상의 제품으로 섭취하는 것이 좋습니다.

# 선크림을 발라야 하는 이유

선크림을 바르고 난 후의 끈적임과 답답함, 눈 시림, 백탁현상 등으로 선크림을 멀리하고 있나요? 선크림을 바르지 않는다면 어떤 일이 일어날 수 있는지 알아봅시다.

### 피부 노화

자외선에 많이 노출되면 광 노화가 일어나는데, 피부가 처지고 딱딱해지면서 거칠고 깊은 주름이 생깁니다.

### 기미, 색소침착

피부에 있는 멜라닌 세포가 많이 생성돼 기미가 생길 수 있습니다. 기미는 주로 얼굴에 많이 발생하고 볼, 이마, 눈 밑이 칙칙해지고 지저분해질 수 있습니다.

### 안면 홍조

안면 홍조는 얼굴이 붉어지는 현상인데요. 홍조의 원인은 다양하나 피부 혈관을 감싸고 있는 섬유들이 자외선에 의해 손상되면서 혈관이 확장되고 홍조를 유발합니다. 홍조를 예방하기 위해서는 UVA와 UVB를 모두 차단해주는 선크림을 바르는 것이 좋습니다.

### 피부암

피부암은 야외활동을 많이 하거나 일광욕을 즐기는 사람들에게 일어나는 질환입니다. 피부암은 UV 노출과 관련성이 있으므로 자외선 노출을 피하고 예방하기 위해 자외선 차단제를 꼭 사용해야 합니다.

# 외상 대처법

가벼운 외상을 입었을 때 집에서 대처하는 방법을 알려드리겠습니다. 가장 중요한 것은 세척입니다. 상처 입은 부위에 세균이 들어와 2차 감염을 일으키는 것을 막아주는 것이 중요합니다. 특히 흙밭이나 바깥 활동 중에 다친 상처라면 더욱 세척이 중요합니다. 생리식염수로 해주는 것이 가장 좋고 만약 생리식염수가 없다면 수압이 세지 않은 흐르는 물에 조심히 씻어주세요.

두 번째 단계는 소독입니다. 알코올, 과산화수소는 추천하지 않습니다. 정상 세포까지 손상을 입을 수 있기 때문입니다. 약국에서 판매하는 무색의 소독약이 좋고요. 바르는 제품, 뿌리는 제품 등 종류가 다양합니다.

마지막은 드레싱 단계입니다. 드레싱은 건식 드레싱과 습식 드레싱이 있습니다. 습윤 드레싱을 하면 통증도 줄어들고 흉터도 남지 않아 요즘에는 많이 애용하는 편이죠. 하지만 진물이 많이 나는 상처에는 항생제 연고를 바른 후에 드레싱 밴드라고 불리는 건식 드레싱을 해주시는 것이 좋습니다. 습윤 밴드를 붙였다면 밴드를 매일 교체하지 말고 2~3일 정도 두고 보는 것이 좋습니다. 진물이 밴드 밖으로 새어 나오면 그때 교체합니다.

상처가 아무는 과정에서 자외선에 의해 색소가 침착될 수 있으니 꼭 자외선이 차단되는 제품으로 선택해주세요.

# 화상 대처법

넓은 범위 혹은 깊은 곳까지 화상을 입었다면 꼭 병원에 가야 합니다. 집에서 가벼운 화상을 입었을 때 대처하는 방법에 관해 알려드리겠습니다.

### 쿨링

화상을 입었을 때 먼저 상처 부위의 온도를 낮춰주는 것이 중요합니다. 흐르는 물에 오랫동안 화상 부위를 식혀야 하는데요. 아이들의 경우 이 과정을 견디기 어려워서 쿨링 스프레이를 상비약으로 준비하는 것을 추천합니다. 화상 부위에 뿌렸을 때 하이드로겔 성분이 온도를 낮춰주기 때문에 특히 아이들에게 사용하기 좋습니다.

### 화상연고

이후 화상연고를 발라주면 됩니다. 만약 물집이 생겼다면 억지로 터뜨리면 안 됩니다. 자연스럽게 흡수되기를 기다리는 것이 가장 좋습니다. 화상 입은 부분이 밖으로 나와 있어 부담스럽다면 드레싱을 해주세요. 이때 습윤 드레싱은 추천하지 않습니다. 화상 전용 드레싱이나 멸균 거즈, 드레싱 밴드 등의 제품을 추천합니다.

햇볕에 그을린 화상은 어떻게 대처할까요? 이때도 먼저 충분히 화상 부위를 식혀주는 것이 좋고요. 일광화상에 사용할 수 있는 연고와 피부 재생에 도움을 주는 덱스판테놀 성분의 연고를 함께 사용하면 더 빠르게 진정시키실 수 있습니다. 피부 진정 효과가 있는 알로에 겔도 도움이 됩니다.

# 양산을 써야 하는 이유

최근 기후변화로 날씨가 많이 습해지고 더워지고 있습니다. 자외선을 피하기도 어렵게 되었습니다. 오늘은 자외선을 피하는 방법인 양산 착용에 관해 알려드리려 합니다. 양산은 남녀노소 누구나 써야 합니다. 그렇다면 양산 대신 우산을 쓰는 건 어떨까요? 우산은 방수 효과를 우선하기 때문에 큰 효과를 바라기 어렵습니다. 우산과 달리 양산에는 자외선을 차단하는 UV 코팅이 돼 있습니다. 차단율은 우산과 양산을 겸용하는 제품이 90% 이상, 양산이 85% 이상입니다. 양산을 구매할 때는 밝은 색보다는 검은색을 추천합니다. 지열을 차단하기 위해서는 어두운 색의 양산을 고르는 것이 좋습니다.

양산을 쓰면 쓰지 않았을 때보다 3배 이상 자외선 차단 효과가 있다고 합니다. 게다가 자외선은 탈모의 직접적인 원인이 될 수 있습니다. 요즘처럼 햇볕이 뜨겁게 내리쬐는 거리를 10분만 걸어도 태양과 가장 가까운 정수리 부분이 가장 먼저 뜨거워집니다. 머리의 열은 탈모의 주된 이유 중 하나인데요. 탈모를 고민하는 사람이라면 꼭 양산을 써야 합니다.

# 단백질을 많이 먹어야 할까?

요즈음 편의점만 들어가도 단백질 음료, 단백질 바, 단백질 쿠키 등 단백질이 포함된 음식들이 많이 보입니다. 실제로 운동을 시작하는 분들, 다이어트를 하는 분들 모두 시작 전 단백질부터 구매하는 것 같아요. 단백질을 먹으면 몸이 좋아진다는 인식이 있기 때문입니다. 결론부터 말하자면 운동할 때 평상시보다 단백질을 많이 먹어주는 것이 좋습니다. 특히, 체중 감량이 목적이라면 단백질을 잘 먹어주는 것이 정말 중요해요. 운동과 식단 관리를 하지 않으면서 단백질만 먹으면 어떻게 될까요? 오히려 지방이 축적되기 때문에 살이 찔 수 있습니다. 단백질은 내 몸무게만큼 먹어야 합니다. 몸무게가 50kg이라고 할 때 단백질 50g은 최소 먹어야 합니다. 운동하는 사람의 경우 1.5배 정도 먹으면 된다고 해요. 예를 들어 닭가슴살의 경우 100g당 단백질이 23g이니 50kg인 사람은 300g은 먹는 게 좋겠죠? 단백질만 많이 먹는다고 몸이 좋아지진 않으니 반드시 운동도 해야 합니다.

# 어떤 채소가 다이어트에 도움이 될까?

다이어트를 시작해야겠다 마음을 먹으면 꼭 드는 생각이 있죠? '어떻게 하면 빨리 뺄 수 있을까'입니다. 이 생각이 들었다면 채소로 눈이 갑니다. 평상시에 먹던 음식보다 건강할 것 같고 열량도 상대적으로 낮으니까요. 그럼 오늘은 다이어트에 있어서 어떤 채소가 좋을지 추천해드릴게요. 바로 양배추, 버섯, 파프리카, 아스파라거스, 오이입니다. 양배추는 섬유질이 많아서 변비를 예방할 수 있습니다. 버섯은 단백질 함량이 다른 채소보다 많고 고기를 대체할 수 있어요. 파프리카는 수분이 많아 열량이 매우 낮고 포만감을 느낄 수 있습니다. 아스파라거스는 식이섬유가 많아 변비 예방은 물론 혈당 수치를 안정화해서 다이어트에 도움이 됩니다. 오이는 파프리카와 같이 열량이 낮아 허기를 달래는 데 좋습니다. 극단적으로 굶은 다이어트보다는 채소 위주로 먹어주면서 운동을 병행하는 것이 좋겠죠?

# 탄수화물은 살만 찌게 할까?

다이어트에 관심이 많은 사람은 탄수화물을 조절하려고 합니다. 하지만 탄수화물은 중요한 역할을 합니다. 오늘은 탄수화물의 역할에 관해서 알아보겠습니다.

탄수화물은 우리 몸에 필요한 영양소 중 하나입니다. 탄수화물은 주된 에너지원이며 신체 활동, 운동, 모든 일상생활에 필요한 영양소입니다. 식이섬유와 당질로 구성돼 있으며 탄수화물에서 식이섬유를 뺀 나머지를 당질이라 합니다. 당질은 탄수화물의 가장 기본 단위로 우리 몸의 에너지원입니다. 즉, 소화 과정에서 당으로 분해돼 혈액을 통해 조직과 근육으로 운반돼 에너지를 만듭니다. 일상생활의 활력을 유지하기 위해서는 탄수화물이 필요합니다.

곡물, 채소, 과일 등 탄수화물이 풍부한 식품들은 비타민, 미네랄, 식이섬유 등을 함께 제공하며, 이 영양소들은 우리 몸에 꼭 필요합니다. 게다가 탄수화물은 중추 신경계의 주요 연료입니다. 뇌는 주로 포도당(혈당)을 사용해 에너지를 생성합니다. 적절한 탄수화물 섭취는 뇌를 최적화하고 일상생활에 활력을 줍니다.

탄수화물은 혈당 조절에도 영향을 미칩니다. 탄수화물이 체내로 흡수되고 소화되면서 인슐린이라는 호르몬이 혈당을 조절해 안정적인 수준을 유지합니다. 적절하고 좋은 탄수화물을 먹으면 혈당 조절에 도움을 주며 혈당 관련 질병을 예방하는 데도 좋습니다.

# 살이 안 빠지는 이유

살은 왜 안 빠질까요? 먼저, 운동을 너무 많이 해서 살이 안 빠질 수도 있습니다. 필요 이상의 운동은 오히려 근육을 망가트리고 피로를 누적시켜 체중 감량에 방해됩니다. 게다가 유산소 운동만 하면 근육량이 줄어들 수 있습니다. 유산소 운동은 체지방을 태우는 데 효과적이죠? 그러나 근육량도 함께 감소시켜 기초 대사량이 줄어듭니다. 근력운동을 병행해 근육량을 유지하면서 살을 빼는 것이 가장 좋습니다.

진짜 안 먹는데 살이 안 빠진다고요? 맞습니다. 진짜 안 먹으면 살이 빠지는 데 방해가 될 수 있습니다. 식사량을 급격하게 줄이면 우리 몸은 생존을 위해 에너지를 저장하기 시작합니다. 이에 따라 기초 대사량이 줄어들고 체중 감량이 어려워집니다.

수면 부족으로 살이 빠지지 않을 수 있습니다. 수면이 부족하면 스트레스 호르몬인 코르티솔의 분비로 지방이 잘 축적되는 몸으로 변하기 때문입니다. 근육이 부족해도 마찬가지입니다. 신진대사가 떨어져 지방이 잘 붙는 몸이 되죠. 반면 근육이 많으면 조금만 움직여도 살이 잘 빠지고 많이 먹어도 살이 잘 찌지 않습니다.

# 어떤 고기를 먹어야 할까?

단백질은 근육량을 늘리기 위해 꼭 필요한 영양성분입니다. 주로 퍽퍽한 닭가슴살을 먹는데요. 닭가슴살이 중량보다 단백질 함량이 높은 것은 사실이나 꾸준히 먹기란 쉽지 않습니다. 식단 때문에 다이어트를 자꾸 실패한다면 쉽게 접할 수 있는 돼지고기, 소고기의 맛있고 다양한 부위를 골라 먹으며 이번엔 꼭 다이어트에 성공합시다!

### 돼지고기

돼지고기는 기름이 많아 다이어트를 할 때 피하는 음식 중 하나입니다. 그러나 의외로 훌륭한 다이어트 식품이 될 수 있습니다. 안심과 등심은 지방이 적고 살코기가 많고, 뒷다리 살과 앞다리 살은 단백질이 풍부합니다. 특히 뒷다리 살은 다른 부위보다 가격이 저렴하기도 하죠.

돼지고기는 고단백 저지방 식품일 뿐만 아니라 비타민B, 미네랄 등이 풍부하게 함유돼 있습니다. 삶거나 찌는 방식으로 조리해 먹으면 다이어트에 더 도움이 됩니다.

### 소고기

소고기의 안심과 앞다리, 설도, 홍두깨, 사태살, 우둔살, 부챗살은 지방이 적고 고단백이지만 풍미가 좋습니다. 체내에서 생성할 수 없는 필수 아미노산을 소고기로 보충할 수 있으며 비타민B, 비타민E, 철분, 엽산 등 적당한 영양성분이 함유돼 있습니다. 기름기는 도려내 굽거나 삶는 방식으로 조리해 먹는 것이 다이어트에 도움이 됩니다.

# VDT 증후군 자가진단 테스트

VDT 증후군이란 무엇일까요? 생소할 수 있지만 사실 너무나도 익숙한 문제들을 모아놓은 증후군입니다. 컴퓨터나 스마트폰 같은 디지털 기기를 좋지 않은 자세로 계속 사용하면 나타나는 질환을 통틀어 VDT 증후군(Visual Display Terminal Syndrome)이라 합니다. 척추 디스크, 일자목 또는 거북목, 스마트폰 중독, 손목터널증후군, 안구건조증 등이 있습니다.

1.  눈이 자주 충혈되고 가렵거나 이물감이 느껴집니다.
2.  눈앞이 자주 흐려지고 열감 또는 피로감이 쉽게 느껴집니다.
3.  손과 손목이 저리거나 아픕니다.
4.  등이 굽고 목이 앞으로 나와 있는 거 같으며 목이나 허리에 통증이 느껴집니다.
5.  항상 머리가 아프거나 무겁습니다.

혹시 하나라도 해당한다면 VDT 증후군을 의심할 수 있습니다.

# VDT 예방하는 습관

내버려 두면 일상이 망가질 수 있는 VDT 증후군. 건강을 위협할 수 있는 문제이기에 예방하는 방법이 바로 치료법입니다.

먼저, 업무환경을 점검해야 합니다. 모니터의 거리는 되도록 50cm 이상을 유지하고 눈높이보다 조금 높게 모니터 높이를 조절합니다. 화면의 밝기는 75%가 좋습니다. 글자 크기가 너무 작아선 안 되고 실내 습도는 40~60%를 유지합니다. 마지막으로 키보드와 마우스를 사용할 때는 팔을 걸칠 수 있는 패드를 함께 사용하면 좋습니다.

둘째, 나의 자세를 확인해야 합니다. 디지털 기기를 오랜 시간 사용한다면 같은 자세보다는 1시간에 1번씩 자세를 바꿔주고 어깨, 허리, 목, 손목을 풀어주는 스트레칭을 하는 게 좋습니다. 모니터나 스마트폰 화면을 20분 이상 쳐다봤다면 먼 곳을 잠시 바라보면서 눈의 피로를 풀어줍니다.

# 냉방병 예방하는 법

여름철 더위만큼이나 우리를 힘들게 하는 게 있죠. 바로 냉방병입니다. 냉방병이란 사무실이나 집 등 실내의 차가운 공기 속에 오래 머무를 때 감기, 두통, 오한, 근육통, 무기력함 등의 증상이 나타나는 것을 말합니다. 냉방병은 여름철 실내와 실외의 온도 차이가 클 때 발생합니다. 호흡기, 소화기관, 심폐기관에 문제가 발생할 수 있으니 주의해야 합니다.

먼저, 에어컨 사용을 줄여야 합니다. 둘째, 실내외 온도 차이를 줄여야 합니다. 온도 차이가 5~8도 이상 되는 환경에 장시간 노출되면 자율신경계 작동이 어려워집니다. 이는 혈액순환 장애를 일으키며 신체기능을 원활하지 못하게 합니다. 체온 유지에 적합한 옷을 입는 것이 좋습니다. 셋째, 2~4시간마다 창문을 열고 환기를 합니다. 넷째, 찬 음식을 자주 먹지 않습니다. 다섯째, 혈액순환을 돕기 위한 스트레칭과 자세에 변화를 줍니다. 여섯째, 잘 때는 가벼운 이불을 덮어 복부를 따뜻하게 합니다. 마지막으로 추운 실내 오래 있을 때는 가벼운 외투나 담요를 덮는 것이 좋습니다.

# 다치지 않게 등산하는 법

부상 없이 등산하기 위해서는 몇 가지를 알아야 합니다. 먼저, 등산 전후로 주변 근육의 긴장을 풀어주는 스트레칭을 한 후 등산을 시작해야 합니다. 목표한 산을 오르기 전 등산로 입구에 있는 표지판을 보고 난도를 살핀 후 자신의 체력 수준에 맞게 목표 지점을 정합니다.

너무 무겁지 않게 배낭에 꼭 필요한 물품만 넣고, 탈수 방지를 위해 수분을 공급할 수 있는 음료나 혈당이 떨어질 때를 대비한 간식들로 짐을 꾸려야 합니다.

올바른 보행법을 익혀야 합니다. 등산할 때는 허리를 곧게 펴고 걸어야 하고 힘들다고 구부정한 자세를 취하다 보면 목이나 허리에 부담이 가 통증을 유발할 수 있습니다. 산에서 내려갈 때는 관절에 체중이 잘못 실리면 충격을 고스란히 부담해야 합니다. 발을 디딜 때 충격 완화를 위해 무릎을 굽히고 짧은 보폭을 유지합니다.

# 살이 탔을 때 대처법

여름철 햇빛에 피부가 탔다면 어떻게 해야 할까요? 예전 피부로 돌아가고 싶다면 살이 타고 2주 이내에 관리하는 것이 좋습니다.

일단 자외선으로 민감해진 내 피부에 자극과 마찰을 최대한 줄여야합니다. 피부가 까맣게 탔다고 해서 각질을 제거하거나 때 수건으로 피부를 밀어내서는 안 됩니다. 지금은 피부가 예민해진 상태이기 때문이죠.

이럴 때 보습이 정말 중요합니다. 보습력이 있고 미백 기능이 있는 화장품을 발라줍니다. 미백 기능 제품을 선택할 때에는 기능을 알고 선택하는 것이 효과적입니다. 미백 기능성 화장품은 브라이트닝과 화이트닝 기능에 따라 선택할 수 있고, 둘 다 피부톤을 개선한다는 공통점이 있습니다. 화이트닝 제품은 멜라닌 생성을 억제하거나 이미 생성된 멜라닌을 분해하는 역할을 하며 안색을 개선하고 잡티를 막아줍니다. 즉, 멜라닌 색소를 옅게 해서 피부를 뽀얗게 해줍니다. 브라이트닝은 전체적인 안색을 개선해줍니다. 현재 피부 상태에 맞게 제품을 선택하면 되겠죠?

# 살이 타지 않기 위한 대처법

### UPF 50 이상의 옷 입기

자외선으로부터 피부를 지키고 싶다면 자외선을 차단할 수 있는 큰 모자를 이용하거나 선글라스를 껴 눈을 보호하고 긴 옷을 입는 것이 매우 중요합니다. 옷에도 자외선 차단지수가 있습니다. 물놀이를 하러 갈 때는 비키니 같은 노출이 많이 되는 수영복보다는 UPF 지수가 높은 래시가드를 입는 게 좋겠죠? 어깨나 노출이 있는 수영복을 입을 때는 그 부위에 특히 선크림을 자주 발라 일광화상을 예방해야 합니다.

### SPF 50 정도의 선크림 바르기

일광화상을 막기 위해 SPF 50, SPF 50+의 선크림을 사용하는 걸 권장하며, 평소보다 많이 자주 발라주는 것이 좋습니다. 방수 기능이 추가된 자외선 차단제를 발랐다 하더라도 물에 들어가면 씻겨 내려갈 수 있으므로 자주 발라줘야 합니다.

# 더위 피하는 법

더위를 피하고자 사람들은 시원한 곳을 찾아 여행을 가기도 하고 도심에서는 은행을 찾아가기도 합니다. 하지만 매번 여행을 갈 수 있는 건 아니어서 평상시에 더위를 효과적으로 피하는 방법을 알아야겠죠? 더위를 예방하기 위해서는 수분을 적극적으로 섭취해야 합니다. 소변이나 땀만으로도 2.5L의 수분이 하루에 없어집니다. 한여름의 경우 더 많은 양의 수분이 필요하겠죠? 식사를 통해 만들어지는 수분이 약 1.3L라고 한다면 나머지 최소의 1.2L는 보충해줘야 합니다. 1.2L의 수분을 단번에 섭취하는 것은 어려워서 자주 섭취하는 것이 좋습니다.

땀의 성분은 수분만 있는 게 아니죠. 건강한 몸을 유지하려면 미네랄(염분) 역시 체외로 배출해야 합니다. 수분을 대량으로 섭취하는 것은 오히려 체내의 균형을 무너뜨리는 원인이 됩니다. 따라서 미네랄을 포함한 수분을 섭취해주는 것이 좋습니다.

둘째, 에어컨 온도를 너무 낮게 설정하면 안 됩니다. 빨리 시원해지고 싶은 마음에 에어컨 설정 온도를 17~18도로 맞추기도 하는데요. 에어컨 설정 온도를 낮추면 외부 온도와의 차이가 벌어집니다. 이런 결과로 실내와 실외를 왔다 갔다 하면 냉방병이 생기기 쉽죠.

셋째, 미온수로 샤워해야 합니다. 사람들의 평균 체온은 37도입니다. 외부 온도가 37도보다 높으면 땀을 배출해 체온을 식히고, 37도보다 낮으면 우리 몸의 체온은 올라가죠. 덥다고 찬물로 씻으면 신진대사가 빨라져 체온이 올라갈 수 있습니다.

# 여행 시 필수 상비약

### 진통제

여행을 갈 때 평소 나에게 맞는 진통제를 꼭 챙겨가야 합니다. 진통제는 말 그대로 통증이 있을 때 증상을 완화하는 용도로 쓰이지만, 혹시 열이 나거나 몸살 기운이 있을 때도 복용할 수 있습니다.

### 소화제와 트리메부틴

트리메부틴은 배 아플 때 복용하는 약입니다. 지사제는 아니고요. 어떤 음식 때문인지 모르겠지만 복통이 있다면 소화제와 트리메부틴을 함께 복용하면 도움을 받을 수 있습니다.

### 모기약과 모기 기피제

모기약과 기피제는 종류에 따라 사용 가능한 나이가 정해져 있습니다. 아이가 있는 집이라면 우리 아이가 써도 되는 약인지 확인한 후에 사는 것이 좋겠죠?

### 밴드류, 항생제연고

계곡이나 캠핑을 하러 가면 다치는 경우가 생길 수 있어요. 그래서 간단한 상처에 사용할 수 있는 밴드류와 항생제 연고를 챙겨가는 것이 좋습니다.

# 나이가 들면서 유난히 피곤하고 잘 지친다면

우리 몸의 세포에는 에너지를 만드는 미토콘드리아가 있는데요. 이 미토콘드리아에서 에너지를 만들 때 필수로 사용되는 것이 바로 코엔자임Q10입니다. 그런데 이렇게 중요한 코엔자임Q10이 40대가 되면서 그 양이 급격히 줄어듭니다. 코엔자임Q10의 급격한 감소가 피로와 노화의 원인이 됩니다. 내 몸이 예전 같지 않다고 느끼는 분들은 코엔자임Q10을 섭취해야 합니다.

코엔자임Q10은 에너지 생성에 도움을 주는 성분이면서 강력한 항산화제입니다. 항산화제는 몸에 생기는 활성산소를 제거해 산화 스트레스로부터 인체를 보호하는 성분들을 말하는데요. 활성산소를 내버려두면 우리 몸에 염증을 일으키고, 세포나 조직, DNA의 손상 등을 일으킬 수 있어요. 그래서 과도하게 생성된 활성산소를 없애는 항산화제가 꼭 필요한 것이죠. 그렇다면 누가 먹어야 할까요?

스트레스, 자외선, 환경 오염물질, 인스턴트 음식, 과도한 운동 등이 산화 스트레스의 요인이기 때문에 스트레스가 많은 현대인이라면 반드시 먹어야 합니다. 특별히 당뇨, 고지혈증약을 복용하는 분들은 코엔자임Q10이 더 쉽게 고갈될 수 있으므로 추가로 복용하는 것이 좋습니다.

# 쉽게 잠들지 못하고 자주 깬다면

방 온도가 너무 높으면 신진대사가 활발해져 오히려 깊이 잠들지 못하고 자꾸 뒤척이게 됩니다. 여름철 냉방을 너무 강하게 하면 냉방병에 걸리기 쉽습니다. 외부 온도와 습도에 따라 적정온도는 달라질 수 있지만, 일반적으로 23~25도 정도의 실내 온도와 적절한 습도를 유지하는 것이 좋습니다.

혹시 열량이 높은 음료나 초콜릿을 먹었을 때 정신이 번쩍 들었던 적 있나요? 혈당을 급격히 올릴 수 있는 간식을 저녁 식사 후에 먹지 않도록 합니다. 특히 카페인이 함유된 커피, 초콜릿이나 녹차 아이스크림 등은 수면을 방해합니다.

철분 및 혈액이 부족하면 산소가 부족해서 깊이 잠들지 못하고 자꾸 깰 수 있습니다. 참고로 철분이 풍부한 음식으로는 브로콜리, 소고기, 달걀, 굴 등이 있습니다.

앞서 말한 내용을 따랐는데도 여전히 잠들기 힘들다면 마그네슘을 복용해보세요. 마그네슘은 천연 신경안정제라는 별명을 가지고 있어서 깊은 수면에 도움이 됩니다.

# 땀이 많이 난다면

땀샘은 크게 에크린땀샘과 아포크린땀샘으로 나눌 수 있습니다. 에크린땀샘은 전신에 분포하며 특히 손바닥, 발바닥, 겨드랑 및 이마에 집중되어 있습니다. 주된 기능은 저장액을 생산한 후 몸의 표면에서 증발시켜 체온을 낮추는 것입니다.

심리적인 자극이 있거나 긴장감을 느낄 때 땀이 분비되기도 합니다. 자율신경계를 통한 지속적인 자극이 에크린땀샘을 예민하게 만드는 것인데, 이때 감정적으로 반응을 하며 발한이 나타납니다.

아포크린땀샘은 주로 겨드랑과 비뇨생식기에 분포합니다. 특히 사춘기에 활성화돼 끈적이는 액체를 분비하는데 분비물이 피부 표면에서 세균에 의해 분해되면 특징적인 냄새가 납니다. 이처럼 발한은 생리적 증상이지만 개인에게 불편함을 주는 과도한 발한을 다한증이라고 합니다.

땀이 많이 난다면 연근, 오이, 팥, 녹두 등을 통해 조절할 수도 있습니다. 특히 연근은 몸의 열을 내려줍니다. 오이의 경우, 수분이 많아 체온을 내려주고 이뇨작용을 촉진합니다. 팥은 체온과 땀을 조절하는 데 도움이 됩니다. 녹두는 체내에 쌓인 노폐물을 배출하는 데 효과적입니다.

# 어깨가 너무 아프다면

어깨가 아픈 분들을 위한 영양제 조합을 알려드립니다. 어깨를 비롯한 관절이 아플 때는 크게 2가지를 생각해야 합니다.

먼저, 연골을 구성하는 성분을 보충해야 합니다. 관련 영양제로는 콘드로이친, NAG, 2형 콜라겐 등이 있습니다.

그리고 관절에 생긴 염증을 줄여야 합니다. 염증을 완화하는 영양제로는 MSM, 초록잎 홍합, 보스웰리아 등이 있습니다.

앞서 말한 2가지 관절 영양제를 섞어서 먹어야 하는데요. 예를 들면 MSM과 초록잎 홍합을 먹는 것보다는 MSM과 콘드로이친을 함께 먹는 것이 더 좋습니다.

# 감기에 효과적인 영양제

### 프로폴리스

프로폴리스는 천연 항생제입니다. 특히 인후염, 편도염 등 상기도 감염에 취약한 분들에게 추천합니다. 프로폴리스를 복용하는 것도 면역에 도움이 되지만 목 점막에 닿도록 스프레이나 가루, 씹을 수 있는 형태 등으로 복용하면 직접적인 항균 효과가 있어 더욱 좋습니다.

### 에키나시아

아주 오래전부터 인디언들이 사용한 식물입니다. 항염, 항균 효과가 뛰어나다고 알려져 있어요. 에키나시아 추출물을 주성분으로 하는 일반 의약품도 있습니다. 일반적인 감기 증상의 치료제 혹은 감기 치료의 보조제 등으로 식약처의 허가를 받았으니 참고하면 좋겠습니다.

### 아연

아이들의 면역 영양제에도 꼭 함유된 성분이 바로 아연인데요. 아연이 부족하면 바이러스, 세균 등의 질환에 노출되기 쉽습니다.

# 피로회복제 추천 조합

밤에 잠을 푹 못 잤는데 오늘 쉴새 없이 바쁜 일정이 예고돼 있다면 어떻게 해야 할까요? 이 피로회복제 조합을 추천합니다.

### 쌍화탕

쌍화탕은 보혈 작용이 뛰어나고 몸에 열을 내는 약입니다. 자주 피곤하고 기력이 약한 사람, 입맛이 없는 사람에게 좋습니다. 매일 먹는 피로회복제로 부담이 없고, 몸이 으슬으슬 좋지 않을 때도 따뜻하게 데워서 복용하면 좋습니다.

### 액상 마그네슘

액상 마그네슘은 알약 형태의 마그네슘보다 함량이 높고 흡수가 빨라 피로회복제로 복용하기 좋습니다.

### 비타민 앰플

활성형 비타민이 고함량으로 들어 있는 비타민 앰플은 지친 몸에 활력을 넣어줄 수 있어요.

# 비염을 위한 기본 영양제

먼저 비염은 왜 생기는 걸까요? 비염은 외부의 어떤 자극에 과하게 우리 몸이 반응하면서 일어납니다. 어떤 사람에게는 괜찮은 자극이 내몸에는 힘들어서 생기는 증상입니다. 면역력을 높이면 비염 증상이 완화될 수 있는데요. 그래서 면역을 높이고 염증을 줄이는 영양제를 추천하고자 합니다.

바로 프로바이오틱스와 비타민D, 오메가3입니다. 면역력을 올리고 싶은 분들은 이 3가지 영양제를 기억해둡시다. 기본 영양제 3가지 외에 비염 증상에 좋은 영양제에는 어떤 것들이 있을까요?

먼저, 세라펩타제와 브로멜라인입니다. 단백 분해 효소로 광범위한 항염증 효능을 가지고 있습니다.

둘째, 퀘르세틴입니다. 비염 관련 영양제에 관심 있는 분이라면 들어봤을 거예요. 퀘르세틴은 항염작용과 더불어 히스타민의 반응을 억제한다는 연구 결과가 있어요.

셋째, 베타글루칸입니다. 베타글루칸은 면역에 좋다고 알려져 있습니다. 과한 면역반응을 조절하기 때문에 비염과 같은 질환에도 도움을 줄 수 있습니다.

넷째, MSM입니다. MSM은 주로 관절 영양제로 알려진 성분입니다. MSM 역시 광범위한 항염제로 관절염 이외에 염증성 질환에도 긍정적인 영향을 미친다는 다양한 연구가 진행되고 있습니다. 비염 증상에 유의미한 효과가 있다는 연구도 있지만 아직은 좀 더 다양한 연구가 필요합니다.

이 영양제들은 사람에 따라서 알레르기 반응이 일어날 수 있어서 전문가와 상담한 후 섭취하는 것을 추천합니다.

# 갱년기에 먹으면 좋은 영양제

여성이라면 누구나 겪게 되는 갱년기. 조금 더 현명하게 보낼 수 있도록 도와드리겠습니다. 갱년기 증상은 안면 홍조, 우울감, 신경과민 외에도 불면증, 피로감, 현기증, 감각 이상, 관절통, 질 건조 등 다양합니다. 가볍게 지나가는 분들도 있지만, 생활이 어려울 정도로 심각한 증상으로 힘들어 하는 분들도 있습니다.

이런 증상들은 여성호르몬인 에스트로젠의 갑작스러운 감소로 나타납니다. 너무 심한 증상으로 힘들다면 산부인과에서 여성 호르몬제 등을 처방받을 수 있습니다. 약국에서 살 수 있는 제품으로는 식물성 호르몬제가 있습니다. 여러 종류가 있지만, 그중 가장 최근에 주목받는 루바브 뿌리추출물에 관해 알려드릴게요.

승마, 백수오 등과 같이 파이토에스트로젠 중 하나인 이 성분은 갱년기로 오는 불편 증상 11개의 항목을 모두 개선할 만큼 뛰어납니다. 또 증상의 완화를 느끼는 시기 역시 4주로 매우 빠릅니다. 인체 적용 안전성 시험 역시 모두 통과했을 만큼 아주 안전한 성분이죠. 루바브 추출물 단일 제제부터 비타민 복합제, 마그네슘 복합제 등 시중에 다양하게 나오고 있으니 필요에 따라 먹으면 됩니다. 갱년기는 그냥 누구나 겪는, 참고 지나가면 되는 것이 아니라 적극적으로 치료해야 할 질병입니다.

# 다래끼가 생겼을 때

다래끼는 눈에 있는 분비샘에 화농성 염증이 생긴 경우를 말해요. 흔히 이 분비샘에서 원활하게 기름이 배출되지 못할 때 염증이 생깁니다. 다래끼가 유난히 잘 생기는 분들은 평소에도 따뜻하게 눈 찜질을 하면 분비샘이 막히지 않습니다.

다래끼가 생겼다면 빨리 약을 먹어주는 것이 가장 좋습니다. 병원에서 먹는 약과 항생제 안연고를 처방받을 수도 있고, 약국에서 염증을 치료해주는 배농산급탕과 소염 효소제를 살 수도 있습니다.

중요한 것은 빠르게 약을 먹어야 한다는 점입니다. 내버려두다가 농양이 차오르고 단단해지면 절개해야 하기 때문입니다. 다래끼를 예방하기 위해서는 평소 손을 잘 씻고, 더러운 손으로 눈을 만지지 않도록 해야 해요. 앞서 말한 대로 찜질을 자주 해서 분비샘이 막히지 않도록 하는 것이 중요합니다. 기름지게 먹었다면 오메가3를 복용하는 것도 좋습니다.

# 자꾸 재발하는 잇몸병을 대처하는 법

### 당장 붓고 피나는 건 참지 말고 약 복용

약국에서 판매하는 치주염약 소포장 제품과 소염·진통제를 함께 복용합니다.

### 정기적인 치과 검진

치과 진료는 치아뿐 아니라 잇몸 건강을 위해서도 꼭 필요합니다. 잇몸이 붓고 내려앉기 전에 꾸준한 검진으로 미리 관리해보세요.

### 잇몸 관리

임신, 출산 후 이가 흔들리고 잇몸이 내려앉은 분들은 칼슘제와 콜라겐을 꾸준히 섭취해주세요. 잇몸 조직을 튼튼하게 하는 데 도움이 됩니다. 커큐민 역시 추천하는 영양제 중 하나입니다. 강력한 항염 작용과 진통 작용으로 잇몸병에 도움이 됩니다.

### 프로폴리스 복용

잦은 잇몸병, 구내염에는 역시 충분한 휴식, 영양 섭취가 가장 중요합니다. 구강 내 항균에 좋은 프로폴리스를 먹는 것도 좋습니다. 그냥 꿀꺽 삼키는 것보다는 뿌리거나 씹어먹는 게 좋고요, 가루 형태도 좋습니다. 함량은 총 플라보노이드 17mg 이상인지 꼭 확인해보세요.

# 여성에게 좋은 영양제

## 철분

철분은 빈혈이 있는 경우에만 먹어야 할까요? 잦은 두통이 있는 분들, 앉았다 일어날 때 어지러움을 느끼는 분, 손발이 차가운 분, 자주 피로하고 순환이 잘 안 되는 분들이라면 철분을 반드시 먹어야 합니다.

## 활성형 엽산

철분과 함께 활성형 엽산을 챙겨주세요. 엽산은 많이 들어보셨죠? 임신하면 가장 기본으로 챙기는 것이 엽산인데요. 엽산은 신경 물질대사에 꼭 필요한 성분이며 특히 세포 재생, 면역력 강화, 적혈구 생성 등의 일을 합니다.

그렇다면 활성형 엽산은 무엇일까요? 엽산이 우리 몸에서 대사가 돼서 생체 이용률이 높아진 형태가 활성형 엽산입니다. 우리나라 사람 중 1/3은 엽산을 섭취해도 몸에서 잘 활용하지 못하기 때문에 활성형 엽산으로 섭취하는 것이 좋습니다.

## 유산균

스트레스로 대장증후군을 겪는 분들이 많죠? 남성보다 변비 증상을 겪고 있는 여성들도 많고요. 장 건강을 위해 유산균을 꼭 먹어야 합니다. 질염이나 방광염이 잦은 분들은 여성 유산균을 복용하면 더 좋습니다.

# 로션을 꼭 발라야 하는 이유

바람이 차갑고 날씨가 건조할 때일수록 피부는 더욱 예민해집니다. 예민해진 피부는 붉어지기도 하고 수분을 잃어 뻣뻣해지기도 합니다. 실제로 피부의 정상 수분도는 15~20%인데, 겨울철에는 10% 이하로 떨어집니다. 특히 겨울철에는 실내에서 작동되는 난방기기로 피부가 더욱 건조해집니다.

수분을 잃은 피부는 각질이 형성될 가능성이 큽니다. 형성된 각질이 제대로 떨어지지 않으면 모공을 막아 트러블의 원인이 되기도 합니다. 이러한 상태가 계속되면 피부 장벽이 무너지면서 푸석푸석해지고 거칠어집니다. 또, 탄력을 잃어 주름과 기미, 잡티도 늘어납니다.

피부의 노화가 진행되면 외관상으로도 좋지 않겠죠. 대부분은 각질을 제거하기 위해 뜨거운 물로 불리고 거친 때수건으로 제거하려 하는데, 이는 더 큰 자극과 건조함을 유발하는 것으로 잘못된 방법입니다.

추천하고 싶은 방법은 피부 보습제인 보디로션을 꼭 바르는 것입니다. 보디로션은 얼굴을 제외한 몸에 바르는 보습제를 말합니다. 이는 피부의 수분과 유분의 균형을 맞추고, 영양을 공급하는 역할을 합니다. 또한, 피부의 탄력을 올리고 피부 장벽을 유지해 노화를 방지합니다. 어떤 보디로션은 향을 첨가해 심신을 안정시키며 예민도를 낮추고 스트레스를 완화하기도 합니다.

보디로션 하나로 피부부터 심신까지 보살필 수 있다니 자기관리의 끝판왕이네요. 여러분도 샤워 후 보디로션을 바르는 습관을 기르면 어떨까요? 작은 습관 하나로 여러분의 피부 건강을 지킬 수 있습니다.

# 날씨가 추워졌을 때 올바르게 걷는 법

남녀노소 누구나 할 수 있는 운동은 바로 걷기라고 할 수 있죠. 하체 근력 발달에도 좋고, 심폐 능력 강화에도 좋은 걷기 운동은 누구나 기본적으로 할 수 있는 대표적인 유산소 운동입니다. 그러나 날씨가 쌀쌀해지고 기온이 낮아지는 겨울은 야외운동을 하다가 다치기 쉬운 계절입니다. 겨울철에는 걷기 운동에도 주의가 필요합니다.

낮아진 기온으로 관절들이 경직되기 쉬우므로 겨울철 산책 또는 걷기 운동 전후로는 준비운동과 정리운동을 꼭 해주는 것이 좋습니다. 그리고 야외에서 걷기 전에는 뒤꿈치에 쿠션감이 있는 운동화를 착용해야 합니다.

걷기 운동을 시작한 초반에는 속도를 천천히 유지하다가 점차 속도를 올리도록 하고, 마무리 걷기 때에는 속도를 천천히 늦춰야 합니다. 시선은 아래를 보지 않고, 전방을 향하며 턱을 살짝 당겨 준 후 몸통과 가슴을 곧게 펴고 팔꿈치를 구부려 앞뒤로 자연스럽게 흔듭니다. 뒤꿈치를 시작으로 발바닥, 발가락 순으로 땅에 닿을 수 있도록 걷습니다.

# 아침에 먹으면 좋은 음식

아침을 꼭 먹어야 할까요? 네! 맞습니다. 아침 식사를 거르는 경우 혈당이 불안정해 에너지의 효율이 높지 못할 수 있습니다. 특히 아침 공복은 '감정 중추'에 자극을 줘 정서적으로 불안한 상태를 유발합니다. 게다가 아침 식사를 거르면 과식할 수 있겠죠? 그럼 아침에 일어나서 먹기 좋은 음식에 관해 알아보겠습니다.

### 물

물은 몸의 독소를 제거하고 소화불량을 완화해줄 뿐 아니라 몸의 신진대사를 촉진하고 면역력을 강화해줍니다. 차가운 물보다는 미지근한 물을 적당히 마시면 좋습니다. 아침에 목마르다고 탄산이나 당이 들어간 음료를 마시면 혈당 스파이크가 올 수 있으니 꼭 물로 수분을 보충하는 습관을 들여보는 건 어떨까요?

### 달걀

달걀은 완전식품이라 부를 수 있을 만큼 저열량 고단백 식품으로, 아침에 먹기에 딱 좋습니다. 달걀에는 단백질 외에도 뇌 기능과 면역력을 끌어올리고, 스트레스를 줄이는 영양소들이 풍부합니다. 눈과 심장에 좋고 노화 예방에 도움이 되는 비타민과 미네랄들이 함유돼 있습니다.

### 그릭 요거트

그릭 요거트는 단백질이 풍부해 다이어트를 하는 분들이 아침 식사로 많이 먹습니다. 장의 활동을 도와주고 면역력을 개선하며 비타민D와 칼슘이 함유돼 있어 뼈를 보호하고 염증을 예방합니다.

# 피곤함을 줄여주는 영양제

**활성형 비타민**

비타민B는 우리 몸에서 다양한 대사에 조효소로 쓰이는데요. 비타민B
가 부족하면 에너지 대사에 문제가 생겨 쉽게 피로하고 지치게 됩니다.
또 구내염, 설염 등이 생기기 쉬워요.

**아르기닌**

아르기닌을 운동하기 전에만 먹었다고요? 아르기닌은 혈류량을 증가시
켜 몸 구석구석에 산소와 에너지를 잘 배달해줍니다. 또 간에서의 해독
작용을 돕기 때문에 술 약속이 많은 날 피로회복제로 더할 나위 없이 좋
은 영양제입니다.

다만 2가지 다 위장장애를 일으킬 수 있고 아르기닌은 심한 저혈압 환
자, 바이러스성 질환자는 피해야 하므로 전문가와 충분한 상담 후 섭
취해주세요.

# 탈모에 좋은 영양제

탈모에는 다양한 원인이 있지만, 이미 탈모가 진행되기 전에 예방하는 것이 가장 좋은 방법입니다. 오늘은 탈모에 도움을 줄 수 있는 영양소들을 알려드릴게요.

바로 비오틴, 맥주효모, 덱스판테놀입니다. 비교적 익숙한 비오틴, 맥주효모와 달리 덱스판테놀 성분은 조금 생소할 수 있습니다.

덱스판테놀은 비타민B5의 전구체로 아이들 발진이나 피부질환에 바르는 연고로 많이 알려진 성분입니다. 이 성분을 복용 시 발모에 도움이 된다는 연구 결과가 있어요. 현재 일반의약품으로도 나오고 있습니다.

체내에 흡수된 덱스판테놀은 몸에서 판토텐산으로 바뀌는데 이 판토텐산은 코엔자임A의 구성 요소로서 모발의 주요 구성 성분인 콜라겐의 합성에 관여합니다. 그래서 탈모를 겪고 있는 분들에게 추천합니다.

# 날씨가 추워졌을 때 먹어야 하는 과일

추운 겨울에 우리 몸을 건강하게 지키기 위해서는 잘 챙겨 먹는 것이 중요합니다. 우리 몸의 면역력을 높이고, 건조한 날씨로 푸석해진 피부를 촉촉하게 만들어줘야 합니다. 우리의 건강을 지켜주는 겨울 과일, 안 챙겨 먹을 수 없겠죠?

### 귤

겨울철 과일을 생각하면 전기장판을 켜놓고 이불 안으로 들어가 손끝이 노랗게 물들 때까지 먹던 귤이 가장 먼저 떠오릅니다. 겨울철에는 비타민 섭취가 많지 않아서 비타민이 풍부한 귤을 먹는 것이 좋습니다. 귤은 비타민C가 풍부하고 면역력 증진에 도움을 줍니다.

### 유자

귤과 비슷한 유자는 향이 좋아 청으로 많이 만들어 먹습니다. 게다가 레몬보다 3배 많은 비타민C를 함유하고 있어 비타민 덩어리라고 불립니다. 특히 유자에 들어 있는 리모넨 성분은 목의 염증을 가라앉히고 기침과 가래 등의 증상을 완화하는 효과가 있습니다.

### 사과

사과는 체내 콜레스테롤을 낮춰주며 고혈압에 도움이 됩니다. 사과는 다른 과일보다 칼륨이 풍부한 편이죠. 칼륨은 체내 나트륨을 몸 밖으로 배출해 고혈압에 도움을 주며 혈관을 튼튼하게 하는 데 도움을 줍니다.

**딸기**

딸기는 여러 질병을 예방하고 스트레스를 해소하는 데 도움을 줍니다. 호흡기를 강화하는 플라보노이드 성분도 들어 있으며 혈관을 튼튼하게 하는 리코펜도 풍부합니다. 딸기에는 항산화 작용이 뛰어난 비타민C와 항암 효과가 있는 안토시아닌 성분이 있어서 항암 효과, 눈 건강, 피로 해소, 미용, 혈관 건강 등에도 효과적입니다.

**하루 1분이면 시작하는 저속노화 건강 습관**

**초판 1쇄 인쇄** 2024년 8월 16일
**초판 1쇄 발행** 2024년 8월 28일

**지은이** 밸류어블라이프
**펴낸이** 최순영

**출판1 본부장** 한수미
**와이즈 팀장** 장보라
**편집** 임경은
**디자인** 김준영
**일러스트** 신현철

**펴낸곳** ㈜위즈덤하우스    **출판등록** 2000년 5월 23일 제13-1071호
**주소** 서울특별시 마포구 양화로 19 합정오피스빌딩 17층
**전화** 02) 2179-5600    **홈페이지** www.wisdomhouse.co.kr

ⓒ 밸류어블라이프, 2024

ISBN 979-11-7171-270-0 03510